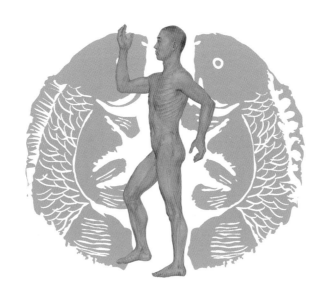

第二版

实用人体腧穴解剖图谱

PRACTICAL ATLAS OF HUMAN BODY ACUPOINT ANATOMY

主编　徐国成　韩秋生　刘　悦　刘海兴

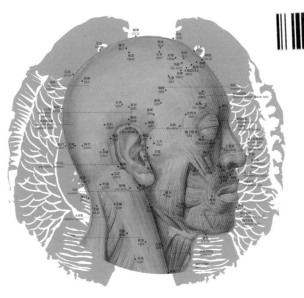

辽宁科学技术出版社

·沈阳·

编　委

主　　编：徐国成　韩秋生　刘　悦　刘海兴

副 主 编：吴兆利　韩永明　赵学纲　路学荣　唐　莹　王双勋

编　　绘：（按姓氏笔画为序）

于　嵩　王　旭　王　玥　张　永　张　青　张国栋　张满柱　李春雨

杜淑梅　杨　畅　金春峰　赵云东　高　海　崔　勇　梁栋阳

标本制作：段坤昌　刘瑞昌　佟玉章　叶　伟　田华凯

图书在版编目（CIP）数据

实用人体腧穴解剖图谱/徐国成等主编.—2版.—沈阳：辽宁科学技术出版社，2014.11

ISBN 978-7-5381-8861-5

Ⅰ.①实…　Ⅱ.①徐…　Ⅲ.①五腧穴－图谱　Ⅳ.①R224.2-64

中国版本图书馆CIP数据核字（2014）第228749号

出版发行：辽宁科学技术出版社

（地址：沈阳市和平区十一纬路29号　邮编：110003）

印 刷 者：辽宁新华印务有限公司

经 销 者：各地新华书店

幅面尺寸：210mm×285mm

印　　张：8.5

字　　数：180千字

出版时间：2008年10月第1版

印刷时间：2014年11月第2次印刷

责任编辑：宋纯智

封面设计：刘　枫

版式设计：徐国成

责任校对：刘　庶

书　　号：ISBN 978-7-5381-8861-5

定　　价：58.00元

联系电话：024-23284360

邮购热线：024-23284502

E-mail：lkzzb@mail.lnpgc.com.cn

http://www.lnkj.com.cn

前　言

　　针灸是一种自然疗法，它是以中医基本理论为依据，运用针刺和艾灸的方法作用于人体经络和腧穴，从而达到防病治病目的的一种治疗手段。针灸学是中国传统医学的重要组成部分，腧穴学是针灸学的基础。腧穴定位的准确与否直接关系到针灸治疗的效果，因此，准确、熟练地掌握腧穴定位对于针灸治疗是十分重要的。然而，仅仅依靠抽象的文字、简单的线描图，很难准确地把握穴位深层的局部解剖。基于此，我们编写了《实用人体腧穴解剖图谱》，本书出版后受到读者好评，我们此次进行修订，出版第二版。

　　本书共收录了十四经穴361个，以及经外奇穴46个，采用国际标准穴名进行标注。从表面解剖、局部解剖及断面解剖等多角度对穴位局部的皮肤、肌肉、血管、神经和骨骼等进行了剖析，阐明了穴位的位置及其与周围组织器官的关系。对于部位深且邻近人体重要生命脏器的特殊穴位，采用了更为直观的穴位所在部位的冠状、矢状和水平断面图，准确地将其呈现给读者，使之一目了然。配合书中提供的人体腧穴一览表，可以清晰地了解每个穴位的名称、国际标准穴名、归经、定位、功效、主治、刺法及注意事项等。本书以《汉英中医药学辞典》为依据，力争做到国际标准穴名的规范统一。

　　随着中国针灸走向世界，国内外学者对人体腧穴图谱有了更高的要求。本书的出版发行，将为学习针灸、推拿者更快更准确地掌握穴位的定位、主治及其特殊部位的刺灸法，提供了一部实用性更强的教材。

　　在此，我们对为本书出版发行努力工作的同道和被引用文献作者的辛勤劳动一并表示感谢！

编　者

目 录

目　录

目 录

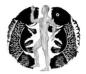

目　录

目　录

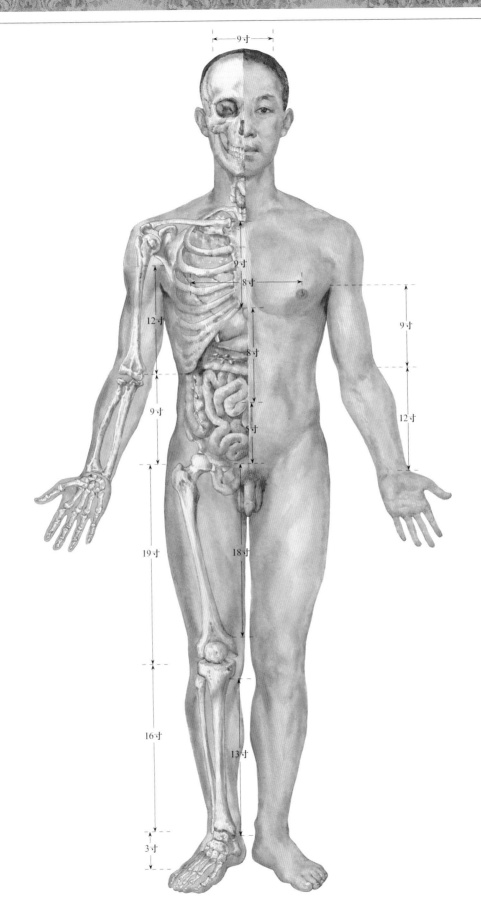

1. 常用骨度分寸示意图（前面）
Illustration of commonly—used bone—length measurement (anterior aspect)

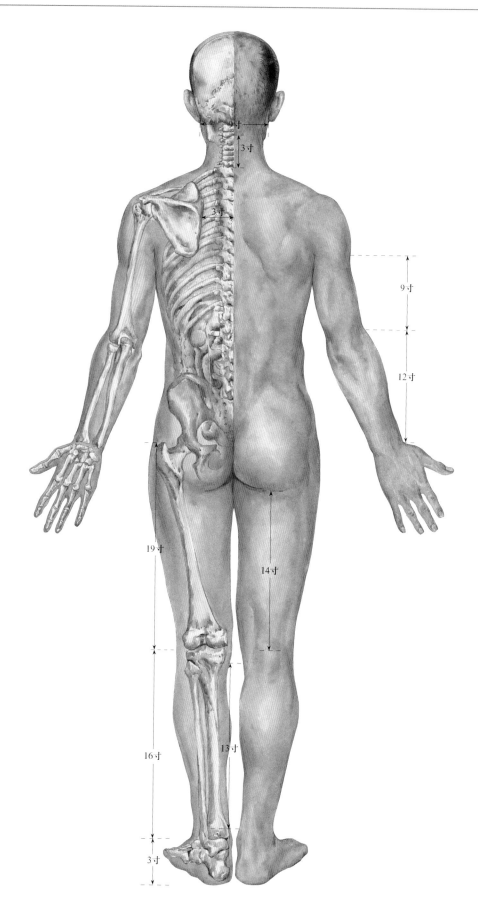

2．常用骨度分寸示意图（后面）
Illustration of commonly—used bone—length measurement (posterior aspect)

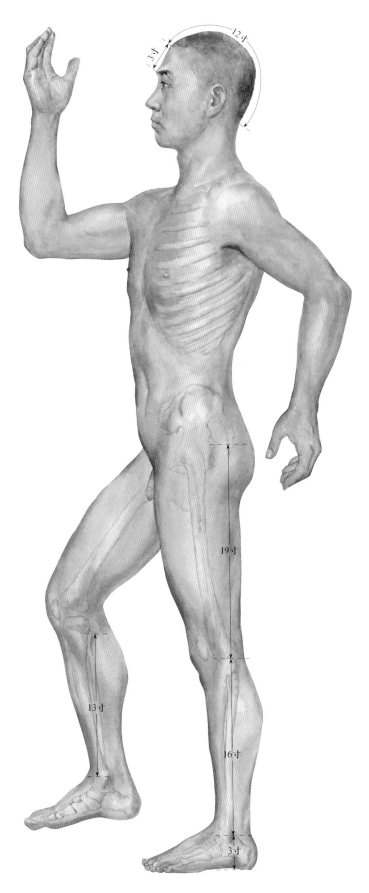

3. 常用骨度分寸示意图（侧面）
Illustration of commonly—used bone—length measurement (lateral aspect)

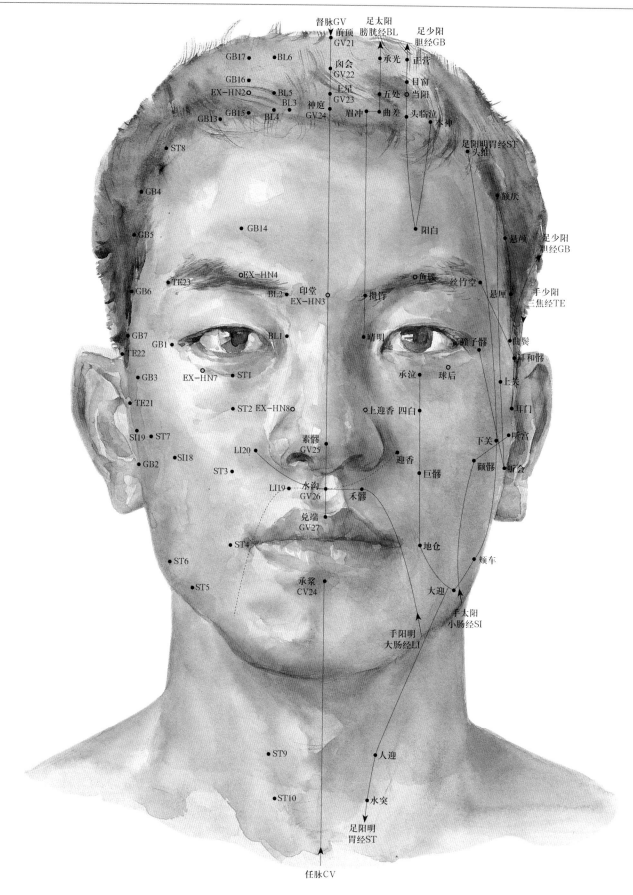

4. 头面颈部的皮肤与腧穴（前面）
Skins and acupoints on the head, face and neck (anterior aspect)

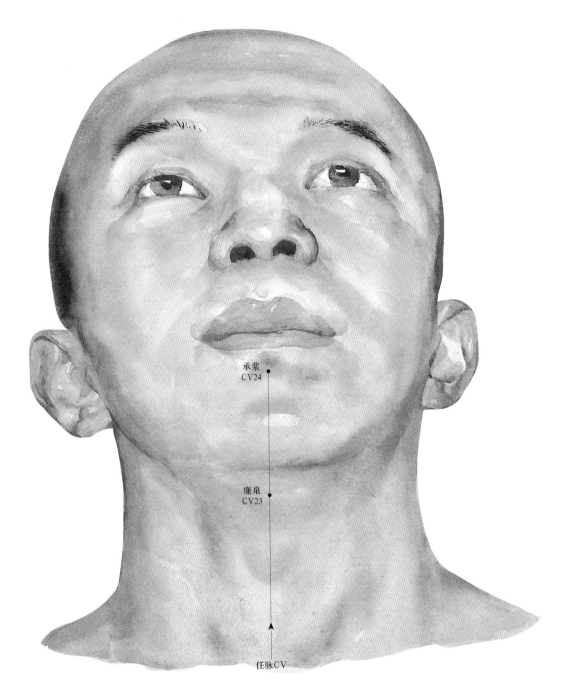

承浆
CV24

廉泉
CV23

任脉CV

5. 任脉廉泉穴定位
Location for Lianquan (CV23) from the conception vessel

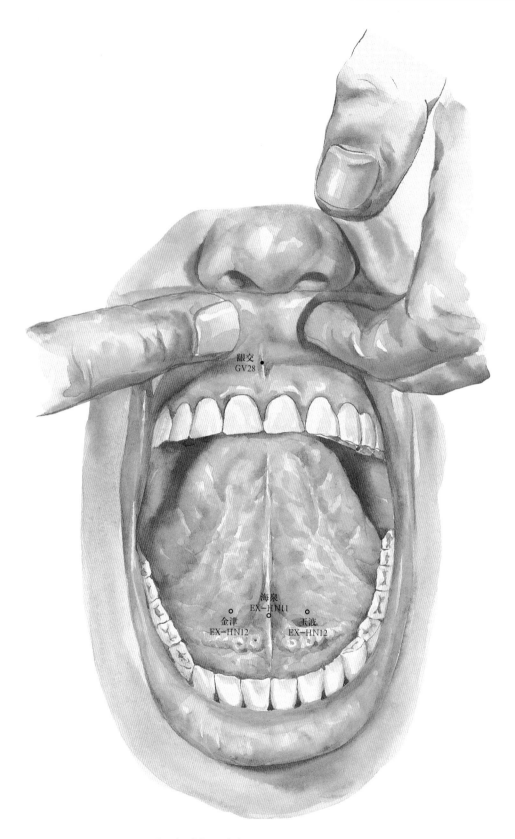

6. 督脉龈交穴与口腔内的经外奇穴定位
Locations for Yinjiao (GV28) from the governor vessel and extraordinary acupoints in mouth cavity

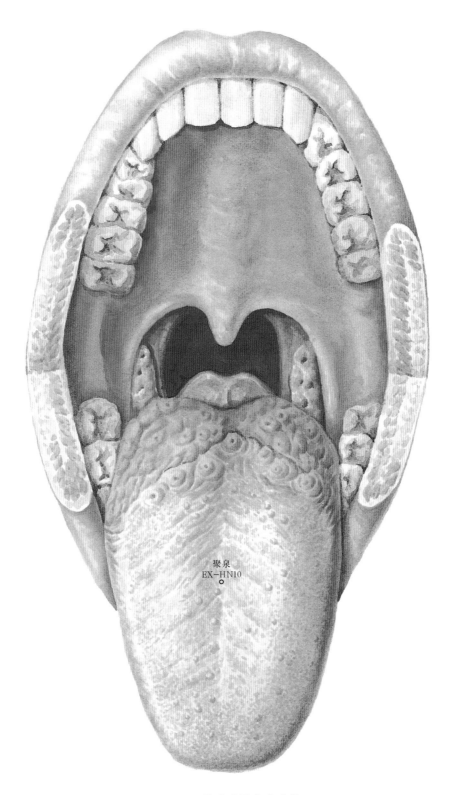

7. 经外奇穴聚泉穴定位
Location for Juquan (EX-HN10) from the extraordinary acupoint

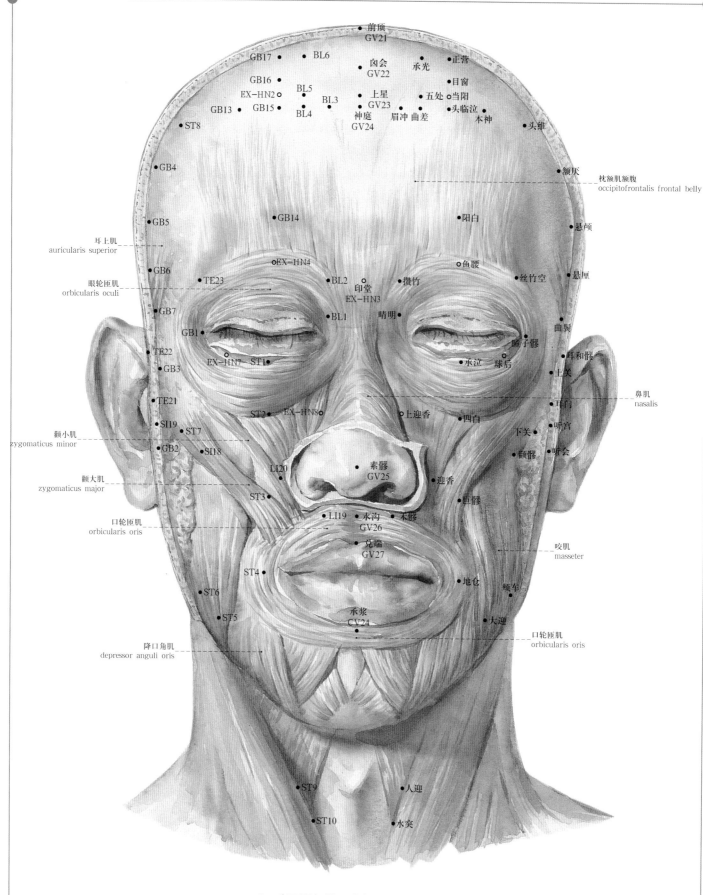

8. 头面颈部的肌肉与腧穴（前面）
Muscles and acupoints on the head, face and neck (anterior aspect)

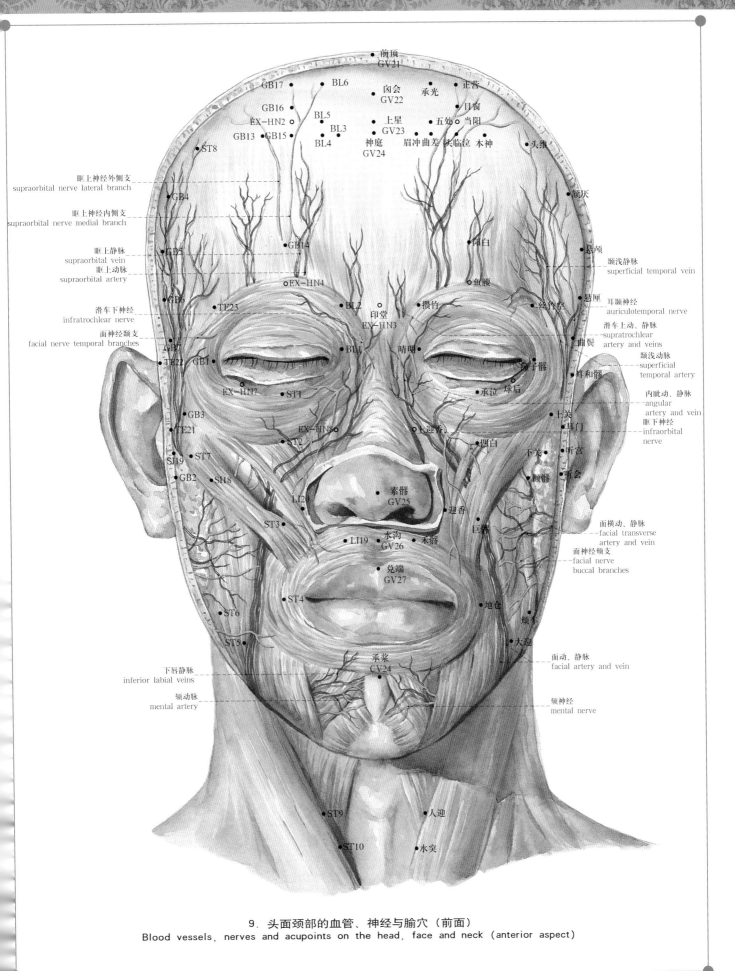

9. 头面颈部的血管、神经与腧穴（前面）
Blood vessels, nerves and acupoints on the head, face and neck (anterior aspect)

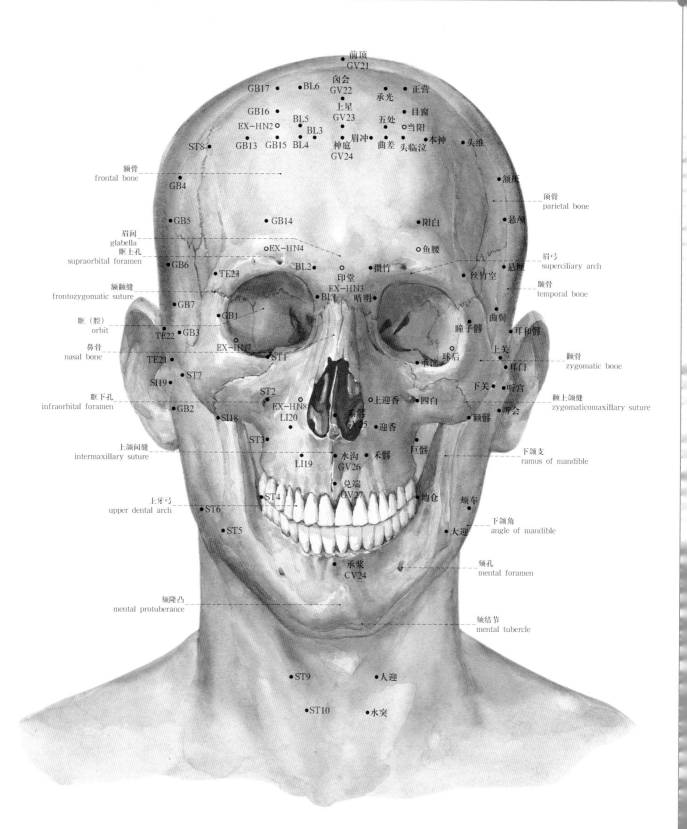

10. 头面颈部的骨骼与腧穴（前面）
Skeletons and acupoints on the head, face and neck (anterior aspect)

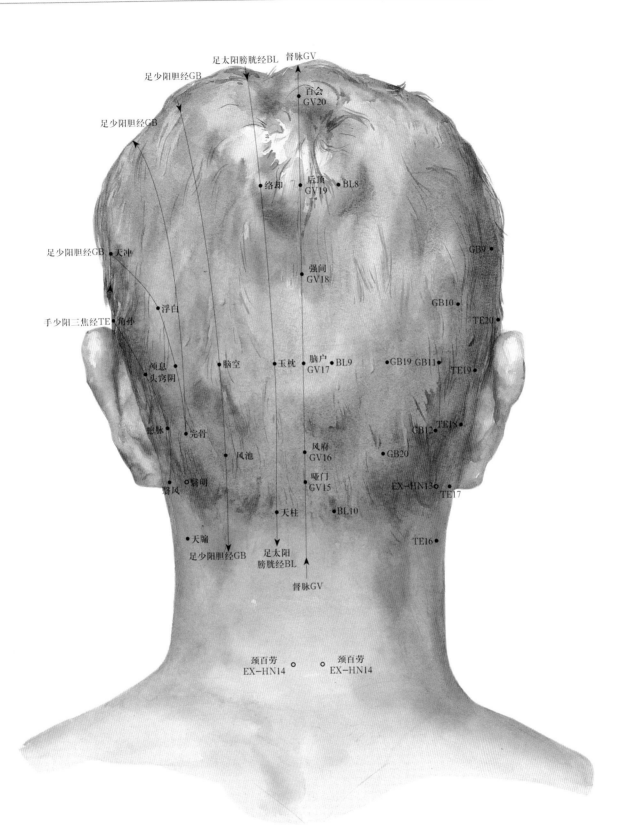

11. 头颈部的皮肤与腧穴（后面）
Skins and acupoints on the head and neck (posterior aspect)

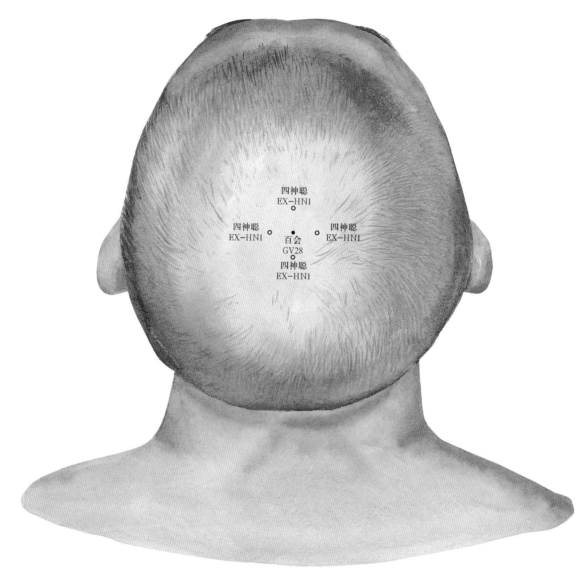

12. 经外奇穴四神聪穴定位
Locations for Sishencong (EX-HN1) from the extraordinary acupoint

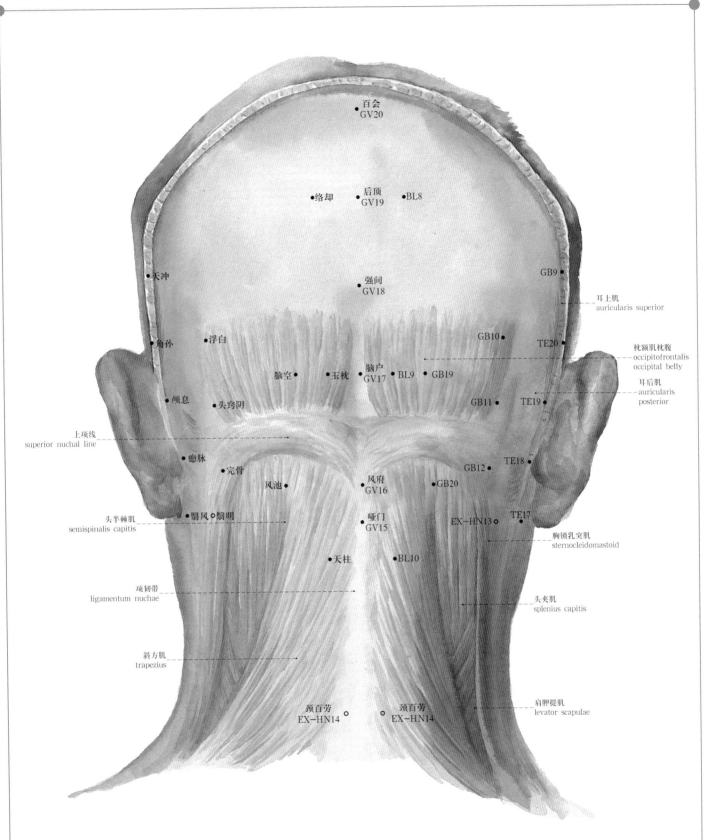

13. 头颈部的肌肉与腧穴（后面）
Muscles and acupoints on the head and neck (posterior aspect)

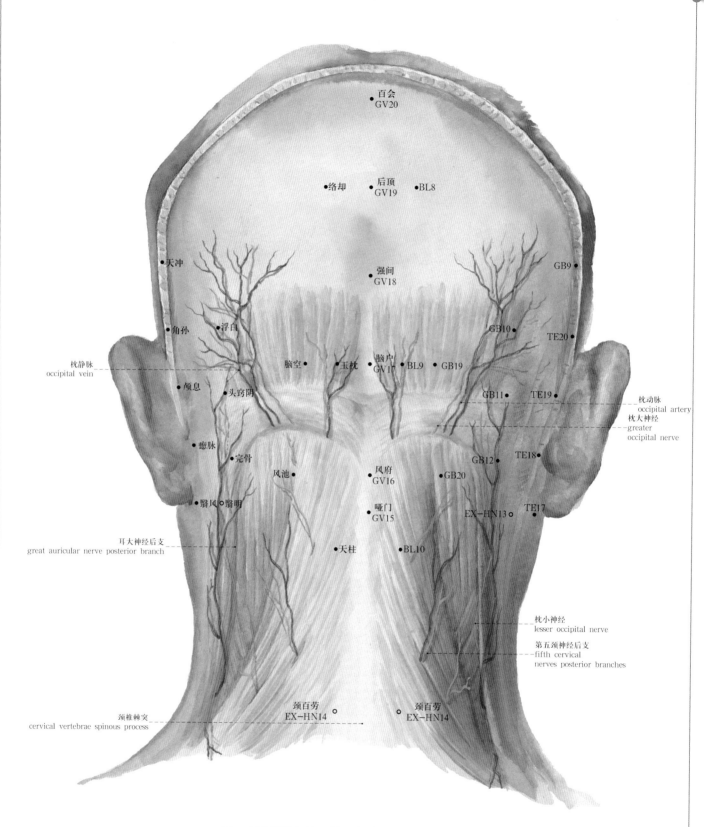

百会
GV20

络却　后顶　•BL8
　　　GV19

天冲　　　　　　　　　　　　　　　　GB9

　　　　　强间
　　　　　GV18

角孙　浮白　　　　　　　　　　GB10
　　　　　　　　　　　　　　　　　TE20

枕静脉　　　　　脑空　•玉枕　脑户　•BL9　•GB19
occipital vein　　　　　　　GV17

颅息　　头窍阴　　　　　　　　　GB11　•TE19　　枕动脉
　　　　　　　　　　　　　　　　　　　　　　occipital artery
　　　　　　　　　　　　　　　　　　　　　　枕大神经
　　　　　　　　　　　　　　　　　　　　　greater
　　　　　　　　　　　　　　　　　　　　　occipital nerve

瘈脉　　•完骨　　　　　　　　GB12　TE18•

　　　　　风池•　风府　　•GB20
　　　　　　　　GV16

翳风 o翳明　　　　　哑门　　　EX-HN13 o　•TE17
　　　　　　　　　　GV15

耳大神经后支
great auricular nerve posterior branch
　　　　　　　•天柱　　•BL10

　　　　　　　　　　　　　　　　　　　　枕小神经
　　　　　　　　　　　　　　　　　　　　lesser occipital nerve

　　　　　　　　　　　　　　　　　　　　第五颈神经后支
　　　　　　　　　　　　　　　　　　　　fifth cervical
　　　　　　　　　　　　　　　　　　　　nerves posterior branches

颈椎棘突　　　　　颈百劳　　　　颈百劳
cervical vertebrae spinous process　EX-HN14 o　　o EX-HN14

14. 头颈部的血管、神经与腧穴（后面）
Blood vessels, nerves and acupoints on the head and neck (posterior aspect)

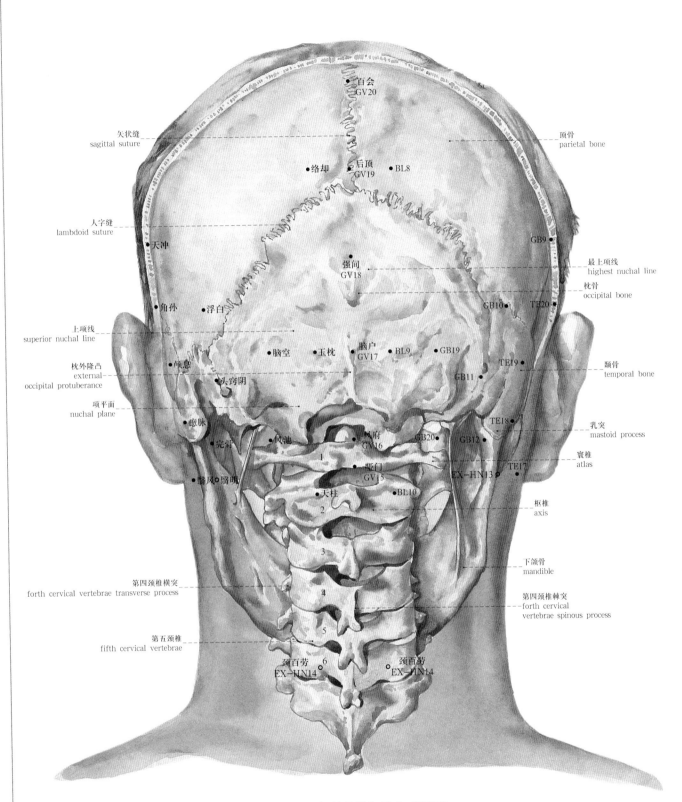

矢状缝
sagittal suture

顶骨
parietal bone

人字缝
lambdoid suture

上项线
superior nuchal line

枕外隆凸
external
occipital protuberance

项平面
nuchal plane

最上项线
highest nuchal line

枕骨
occipital bone

颞骨
temporal bone

乳突
mastoid process

寰椎
atlas

枢椎
axis

下颌骨
mandible

第四颈椎横突
forth cervical vertebrae transverse process

第四颈椎棘突
forth cervical
vertebrae spinous process

第五颈椎
fifth cervical vertebrae

百会
GV20

络却 后顶 BL8
GV19

天冲

GB9

角孙 浮白

强间
GV18

脑空 玉枕 脑户 BL9 GB19
GV17

GB10 TE20

GB11

TE19

颅息
头窍阴

瘈脉

完骨 风池 风府 GB20 GB12
GV16

翳风 翳明 哑门
GV15

TE18

TE17

EX-HN13

天柱 BL10

1

2

3

4

5

6 颈百劳
EX-HN14

颈百劳
EX-HN14

15. 头颈部的骨骼与腧穴（后面）
Skeletons and acupoints on the head and neck (posterior aspect)

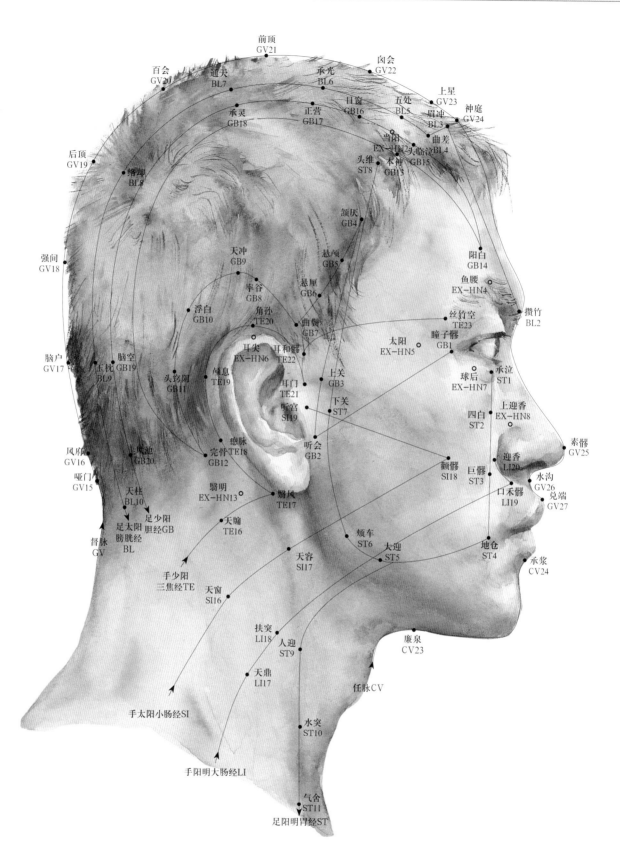

16. 头面颈部的皮肤与腧穴（侧面）
Skins and acupoints on the head, face and neck (lateral aspect)

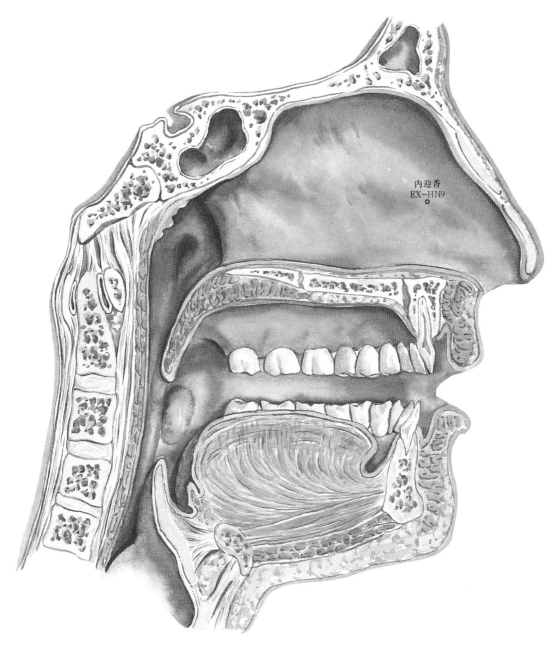

内迎香
EX—HN9

17. 经外奇穴内迎香穴定位
Location for Neiyingxiang (EX—HN9) from the extraordinary acupoint

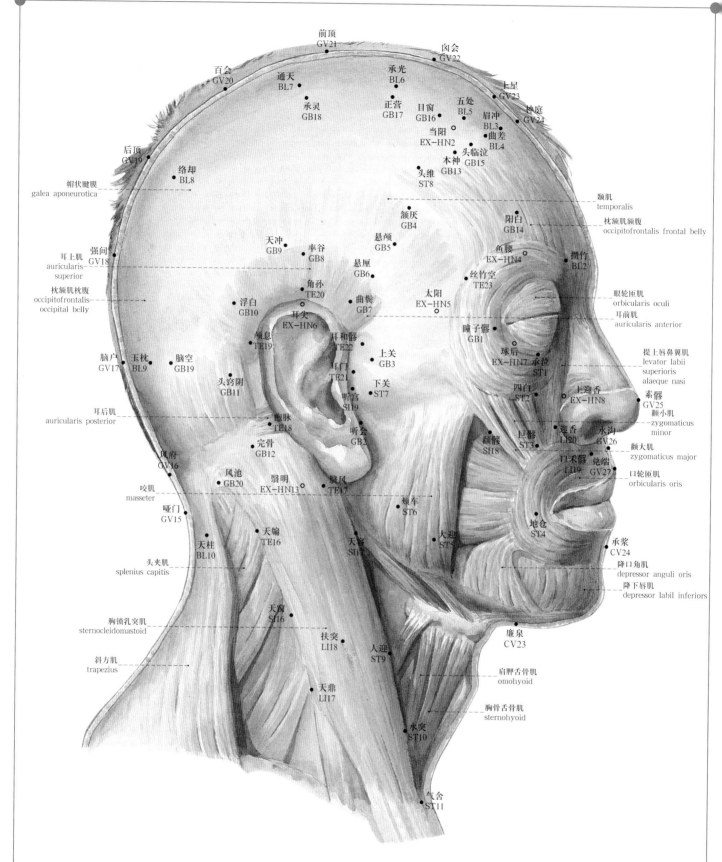

18. 头面颈部的肌肉与腧穴（侧面）
Muscles and acupoints on the head, face and neck (lateral aspect)

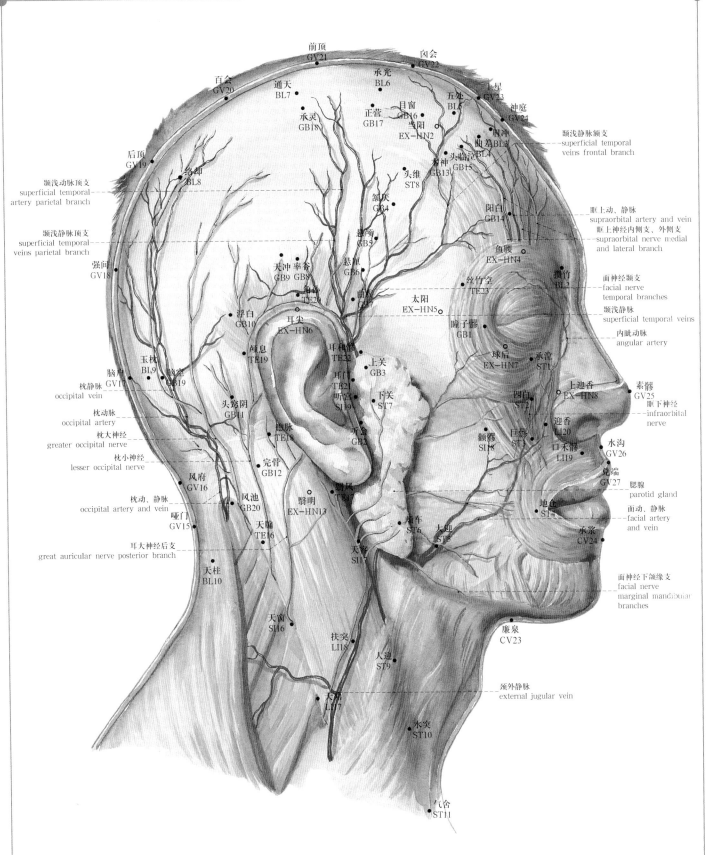

19. 头面颈部的血管、神经与腧穴（侧面）
Blood vessels, nerves and acupoints on the head, face and neck (lateral aspect)

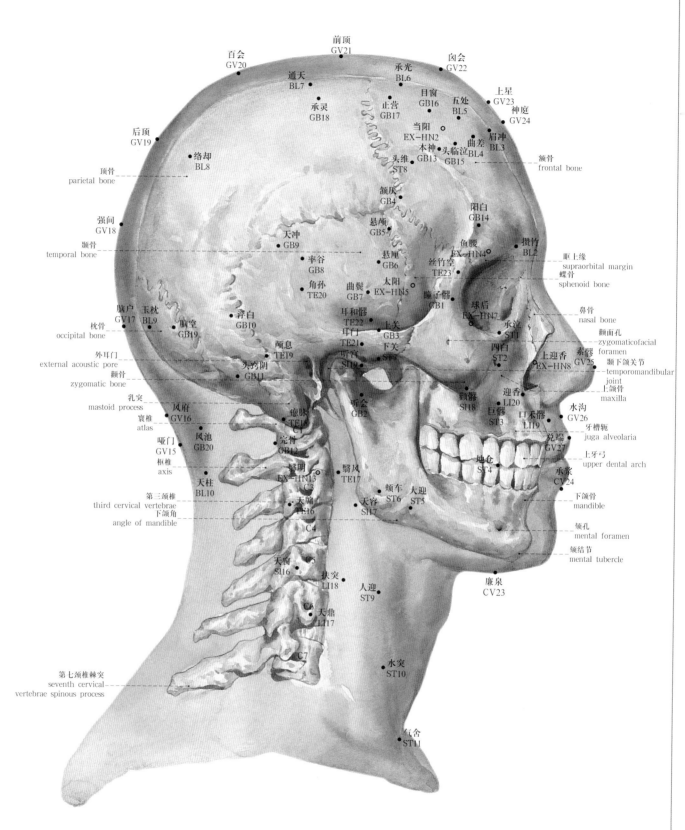

20．头面颈部的骨骼与腧穴（侧面）
Skeletons and acupoints on the head，face and neck（lateral aspect）

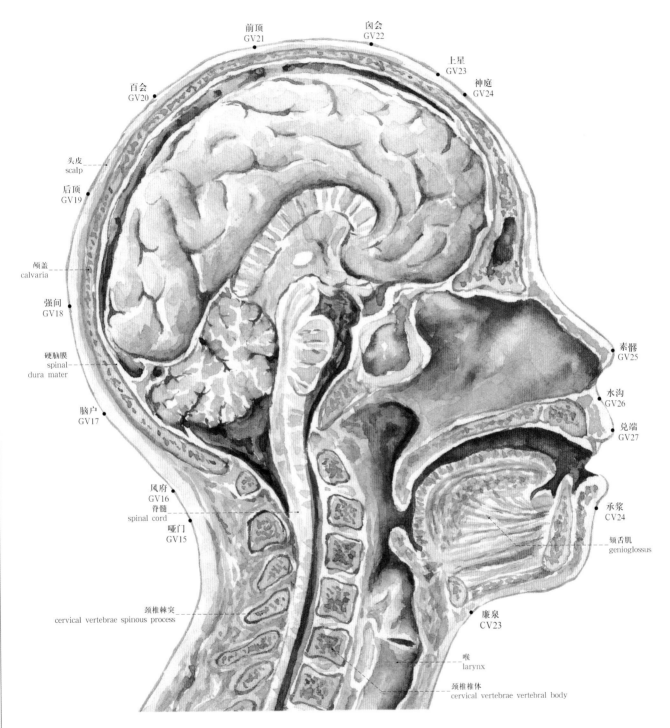

前顶
GV21

囟会
GV22

上星
GV23

神庭
GV24

百会
GV20

头皮
scalp

后顶
GV19

颅盖
calvaria

强间
GV18

硬脑膜
spinal
dura mater

脑户
GV17

风府
GV16

脊髓
spinal cord

哑门
GV15

颈椎棘突
cervical vertebrae spinous process

素髎
GV25

水沟
GV26

兑端
GV27

承浆
CV24

颏舌肌
genioglossus

廉泉
CV23

喉
larynx

颈椎椎体
cervical vertebrae vertebral body

21．任脉、督脉头部经穴图
Head acupoints on the conception vessel and governor vessel

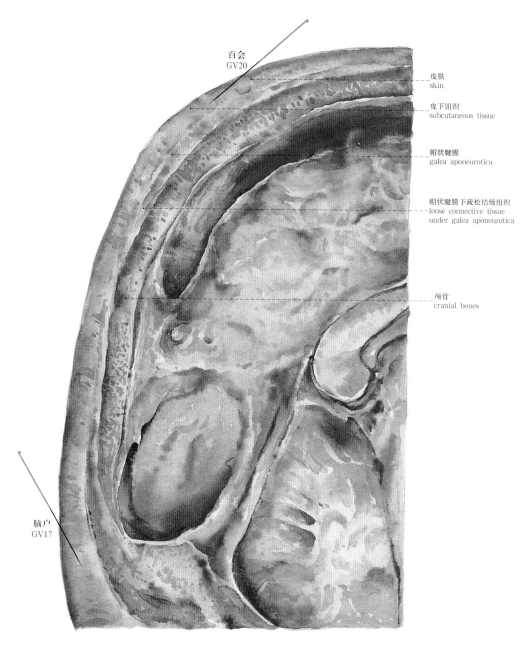

百会
GV20

皮肤
skin

皮下组织
subcutaneous tissue

帽状腱膜
galea aponeurotica

帽状腱膜下疏松结缔组织
loose connective tissue
under galea aponeurotica

颅骨
cranial bones

脑户
GV17

22. 百会穴、脑户穴矢状切面
Sagittal section of Baihui（GV20）and Naohu（GV17）

百会 Baihui (GV20)

【定位】在头部，当后发际正中直上7寸，两耳尖连线的中点处。
【局解】穴位层次结构依次为皮肤→皮下组织→帽状腱膜→帽状腱膜下疏松结缔组织。布有枕大神经、额神经的分支和左右颞浅动、静脉及枕动、静脉吻合网。
【操作】平刺0.5~0.8寸。可灸。

脑户 Naohu (GV17)

【定位】在头部，当后发际正中直上2.5寸，风府穴上1.5寸，枕外隆突的上缘凹陷处。
【局解】穴位层次结构依次为皮肤→皮下组织→左、右额肌枕腹之间→腱膜下疏松结缔组织。浅层布有枕大神经的分支，深层有面神经耳后支和枕动、静脉的分支或属支分布。
【操作】平刺0.5~0.8寸。可灸。

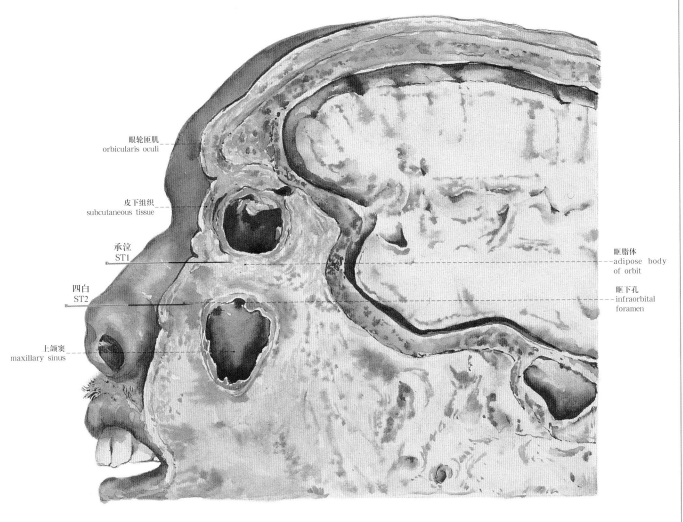

眼轮匝肌
orbicularis oculi

皮下组织
subcutaneous tissue

承泣
ST1

四白
ST2

上颌窦
maxillary sinus

眶脂体
adipose body
of orbit

眶下孔
infraorbital
foramen

23. 承泣穴、四白穴矢状切面
Sagittal section of Chengqi (ST1) and Sibai (ST2)

承泣　Chengqi (ST1)

【定位】在面部，瞳孔直下，当眼球与眶下缘之间。

【局解】穴位层次结构依次为皮肤→皮下组织→眼轮匝肌→眶脂体→下斜肌。浅层布有眶下神经的分支，面神经的颧支。深层有动眼神经的分支，眼动、静脉的分支或属支等分布。

【操作】嘱患者闭目，医者押手轻轻固定眼球，刺手持针，于眶下缘和眼球之间缓慢直刺0.5～1.0寸，不宜提插、捻转，以防刺破血管引起血肿。禁灸。

四白　Sibai (ST2)

【定位】在面部，两目正视，瞳孔直下，当眶下孔处取穴。

【局解】穴位层次结构依次为皮肤→皮下组织→眼轮匝肌、提上唇肌→眶下孔或上颌骨。浅层布有眶下神经的分支，面神经的颧支。深层在眶下孔内有眶下动、静脉和神经穿出，还有面神经颧支分布。

【操作】直刺0.3～0.5寸，或沿皮透刺睛明，或向外上方斜刺0.5寸入眶下孔。可灸。

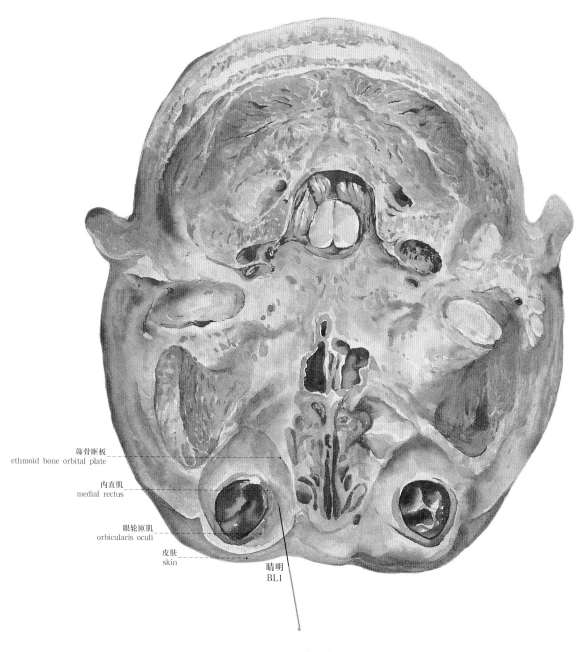

筛骨眶板
ethmoid bone orbital plate

内直肌
medial rectus

眼轮匝肌
orbicularis oculi

皮肤
skin

睛明
BL1

24. 睛明穴横切面
Transverse section of Jingming (BL1)

睛明 Jingming (BL1)

【定位】在面部，目内眦上方0.1寸处。

【局解】穴位层次结构依次为皮肤→皮下组织→眼轮匝肌→上泪小管上方→内直肌与筛骨眶板之间。浅层布有三叉神经眼支的滑车上神经，内眦动、静脉的分支或属支。深层有面神经颞支和眼动、静脉的分支或属支，眼神经的分支和动眼神经的分支，并有滑车上、下神经和动脉经过。

【操作】嘱患者闭目，医者押手轻轻固定眼球，刺手持针沿眼眶边缘和眼球之间缓慢直刺0.5~1.0寸，不宜提插、捻转，出针时按压穴位，以免出血。禁灸。

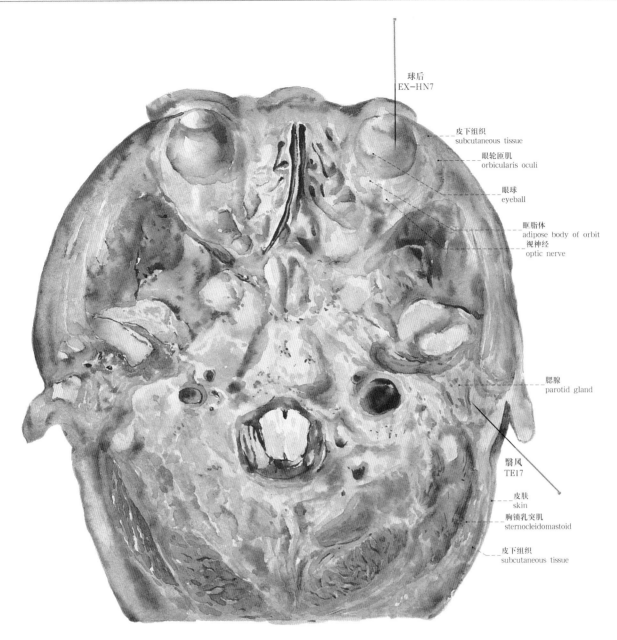

球后
EX-HN7

皮下组织
subcutaneous tissue

眼轮匝肌
orbicularis oculi

眼球
eyeball

眶脂体
adipose body of orbit

视神经
optic nerve

腮腺
parotid gland

翳风
TE17

皮肤
skin

胸锁乳突肌
sternocleidomastoid

皮下组织
subcutaneous tissue

25. 球后穴、翳风穴横切面
Transverse section of Qiuhou (EX—HN7) and Yifeng (TE17)

球后　Qiuhou (EX-HN7)

【定位】仰靠坐位，眼眶下缘外1/4与内3/4交界处。

【局解】穴位层次结构依次为皮肤→皮下组织→眼轮匝肌→眶脂体→下斜肌与眶下壁之间。浅层有眶下神经、面神经的分支和眶下动、静脉的分支或属支分布。深层有动眼神经下支，眼动、静脉的分支或属支和眶下动、静脉等结构。

【操作】头后仰，左手食指将眼球推向内侧，沿眶下缘缓刺0.5～1.0寸，不宜提插、捻转，出针时按压局部以防出血。

翳风　Yifeng (TE17)

【定位】耳垂后，当下颌角与乳突之间凹陷处。

【局解】穴位层次结构依次为皮肤→皮下组织→腮腺组织。浅层布有耳大神经、面神经耳支和颈外静脉的属支，深层有面神经干经过，并有舌咽神经腮腺支、颈外动脉的分支及耳后动脉等分布。

【操作】直刺0.8～1.2寸。可灸。

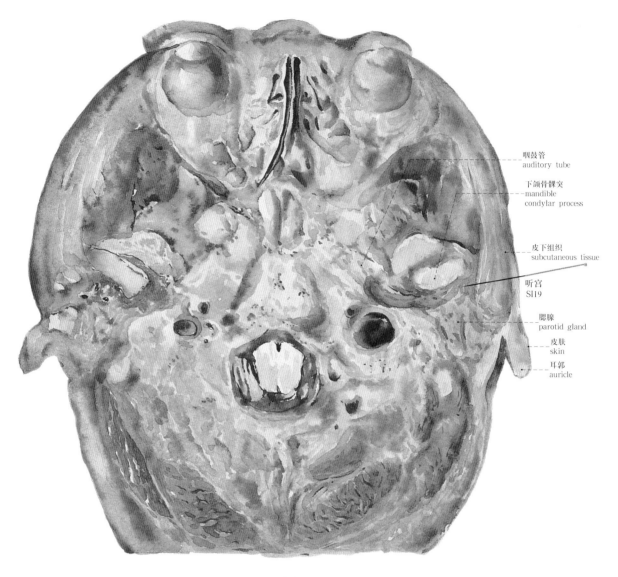

咽鼓管
auditory tube

下颌骨髁突
mandible
condylar process

皮下组织
subcutaneous tissue

听宫
SI19

腮腺
parotid gland

皮肤
skin

耳郭
auricle

26. 听宫穴横切面
Transverse section of Tinggong (SI19)

听宫 Tinggong (SI19)

【定位】在面部耳屏前与下颌关节之间，张口取穴。

【局解】穴位层次结构依次为皮肤→皮下组织→外耳道软骨。浅层布有耳颞神经，颞浅动、静脉耳前支的分支或属支等结构。深层有面神经分支分布。

【操作】张口直刺0.5~1.0寸。可灸。

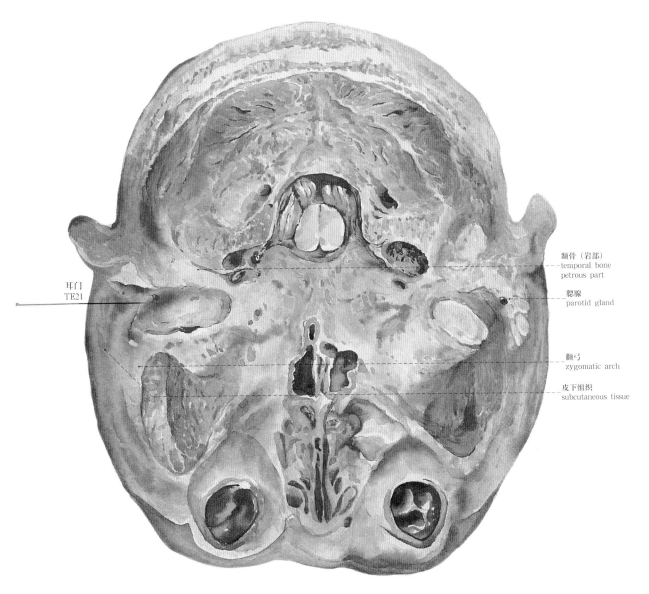

耳门
TE21

颞骨（岩部）
temporal bone
petrous part

腮腺
parotid gland

颧弓
zygomatic arch

皮下组织
subcutaneous tissue

27．耳门穴横切面
Transverse section of Ermen（TE21）

耳门 Ermen（TE21）

【定位】在面部，当耳屏上切迹前，下颌骨髁状突后缘凹陷处，张口取穴。

【局解】穴位层次结构依次为皮肤→皮下组织→腮腺。浅层布有耳颞神经，颞浅动脉干经过。深层有下颌神经和舌咽神经腮腺支分布。

【操作】直刺0.5～1.2寸。可灸。

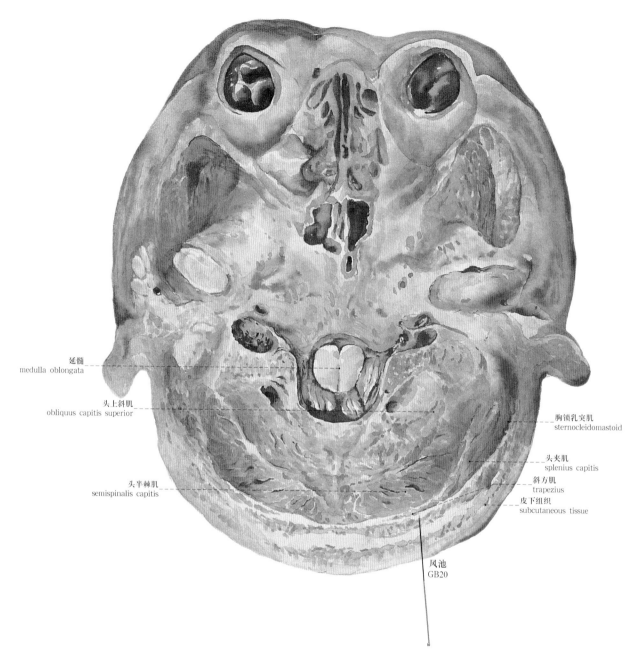

延髓
medulla oblongata

头上斜肌
obliquus capitis superior

头半棘肌
semispinalis capitis

胸锁乳突肌
sternocleidomastoid

头夹肌
splenius capitis

斜方肌
trapezius

皮下组织
subcutaneous tissue

风池
GB20

28．风池穴横切面
Transverse section of Fengchi（GB20）

风池　Fengchi（GB20）

【定位】项后，与风府穴相平，当胸锁乳突肌与斜方肌上端之间的凹陷处。

【局解】穴位层次结构依次为皮肤→皮下组织→斜方肌和胸锁乳突肌之间→头夹肌→头半棘肌→头后大直肌与头上斜肌之间。浅层布有枕小神经和枕动、静脉的分支或属支。深层有枕下神经和枕动脉等分布。

【操作】向下颌角或鼻尖方向斜刺0.5～0.8寸。可灸。

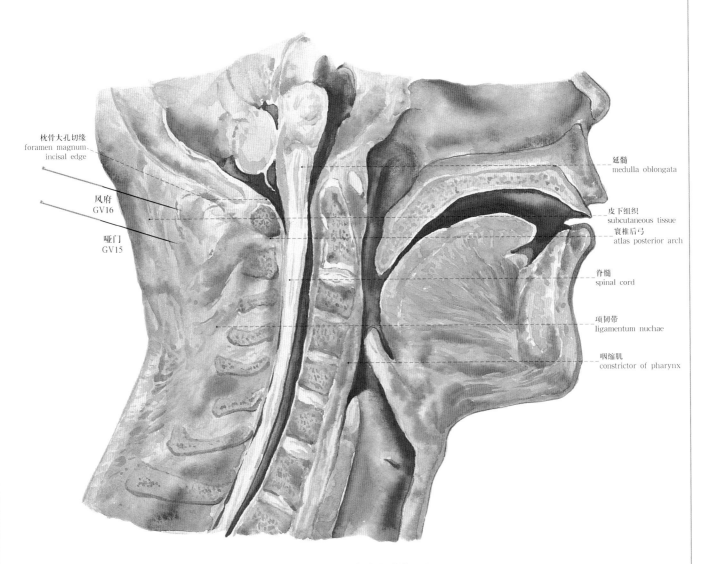

枕骨大孔切缘
foramen magnum
incisal edge

风府
GV16

哑门
GV15

延髓
medulla oblongata

皮下组织
subcutaneous tissue

寰椎后弓
atlas posterior arch

脊髓
spinal cord

项韧带
ligamentum nuchae

咽缩肌
constrictor of pharynx

29. 哑门穴、风府穴矢状切面
Sagittal section of Yamen (GN15) and Fengfu (GV16)

哑门　Yamen (GV15)

【定位】在项部，当后发际正中直上0.5寸，第一颈椎下。
【局解】穴位层次结构依次为皮肤→皮下组织→左、右斜方肌之间→项韧带（左、右头夹肌之间）→左、右头半棘肌之间。浅层布
　　　有第三枕神经和皮下静脉。深层有第二、第三颈神经后支的分支，椎外（后）静脉丛和枕动、静脉的分支或属支；再深层
　　　为延髓。
【操作】伏案正坐位，使头微前倾，项肌放松，向下颌方向缓慢刺入0.5～1.0寸。禁灸。

风府　Fengfu (GV16)

【定位】在项部，当后发际正中直上1寸，枕外隆突直下，两侧斜方肌之间的凹陷处。
【局解】穴位层次结构依次为皮肤→皮下组织→左、右斜方肌腱之间→项韧带（左、右头半棘肌之间）→左、右头后大、小直肌之
　　　间。浅层布有枕大神经和第3枕神经的分支及枕动、静脉的分支或属支。深层有枕下神经的分支；再深层为延髓。
【操作】直刺或向下斜刺0.5～1.0寸。禁灸。

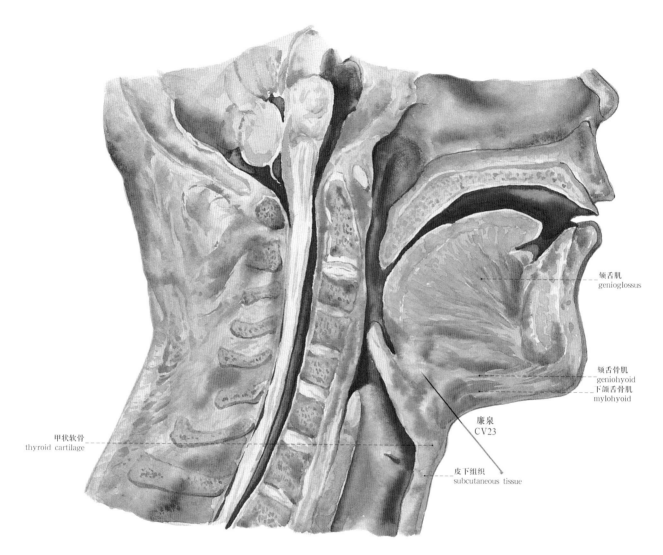

颏舌肌
genioglossus

颏舌骨肌
geniohyoid

下颌舌骨肌
mylohyoid

廉泉
CV23

甲状软骨
thyroid cartilage

皮下组织
subcutaneous tissue

30. 廉泉穴矢状切面
Sagittal section of Lianquan (CV23)

廉泉 Lianquan (CV23)

【定位】在颈部，当前正中线上，喉结上方，舌骨上缘凹陷处，仰靠坐位取穴。

【局解】穴位层次结构依次为皮肤→皮下组织（含颈阔肌）→左、右二腹肌前腹之间→下颌舌骨肌→颏舌骨肌→颏舌肌。浅层布有面神经颈支和颈横神经上支的分支。深层布有舌动、静脉的分支或属支，舌下神经的分支，下颌舌骨肌神经和甲状腺上动脉等。

【操作】向舌根方向斜刺0.5～0.8寸。可灸。

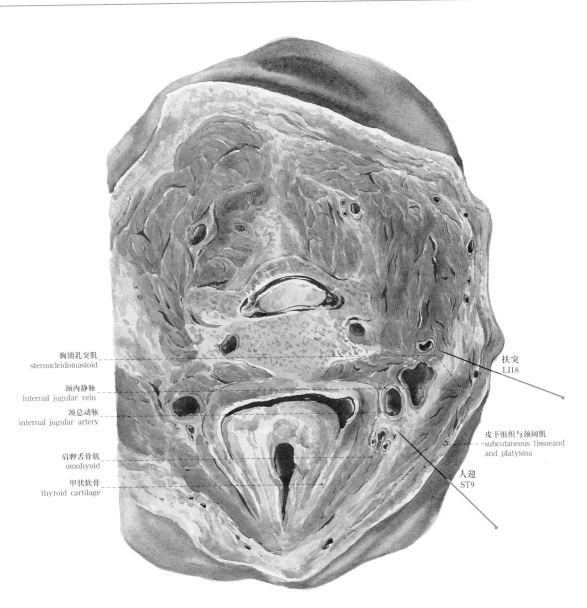

胸锁乳突肌
sternocleidomastoid

颈内静脉
internal jugular vein

颈总动脉
internal jugular artery

肩胛舌骨肌
omohyoid

甲状软骨
thyroid cartilage

扶突
LI18

皮下组织与颈阔肌
subcutaneous tissueand
and platysma

人迎
ST9

31．人迎穴、扶突穴横切面
Transverse section of Renying (ST9) and Futu (LI18)

人迎 Renying (ST9)

【定位】在颈部，喉结旁，当胸锁乳突肌的前缘，颈总动脉搏动处。
【局解】穴位层次结构依次为皮肤→皮下组织和颈阔肌→颈固有筋膜浅层及胸锁乳突肌前缘→颈固有筋膜深层和肩胛舌骨肌后缘→咽缩肌。浅层有颈横神经、面神经颈支和颈前静脉分布。深层有甲状腺上动、静脉的分支或属支，副神经和舌下神经袢的分支等结构，再深层有颈血管鞘（鞘内有颈内动、静脉和迷走神经干），鞘后有颈交感干经过。
【操作】避开颈总动脉，直刺0.3～0.8寸。慎灸。

扶突 Futu (LI18)

【定位】在颈外侧部，喉结旁，当胸锁乳突肌前、后缘之间。
【局解】穴位层次结构依次为皮肤→皮下组织→胸锁乳突肌的胸骨头与锁骨头之间→颈血管鞘的后缘。浅层布有颈横神经、颈阔肌等结构。深层布有耳大神经、枕小神经、颈横神经和锁骨上神经穿过深筋膜处，并有面神经颈支、副神经和颈外动脉分支分布，再深层有颈血管鞘。
【操作】直刺0.5～0.8寸。可灸。

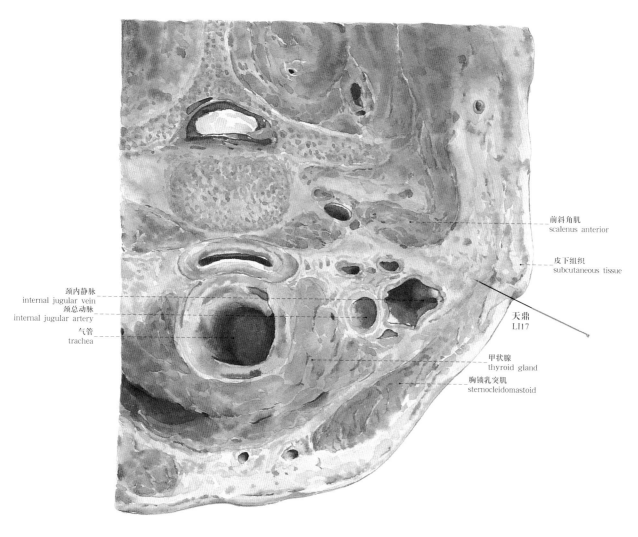

前斜角肌
scalenus anterior

皮下组织
subcutaneous tissue

天鼎
LI17

颈内静脉
internal jugular vein

颈总动脉
internal jugular artery

气管
trachea

甲状腺
thyroid gland

胸锁乳突肌
sternocleidomastoid

32．天鼎穴横切面
Transverse section of Tianding（LI17）

天鼎 Tianding（LI17）

【定位】在颈外侧部，胸锁乳突肌后缘，当喉结旁，扶突穴与缺盆穴连线中点处。

【局解】穴位层次结构依次为皮肤→皮下组织→胸锁乳突肌后缘→斜角肌间隙。浅层有颈横神经、颈外静脉和颈阔肌等结构。深层布有颈深动、静脉的分支和属支，在斜角肌间隙内有臂丛等结构。

【操作】直刺0.3～0.5寸。可灸。

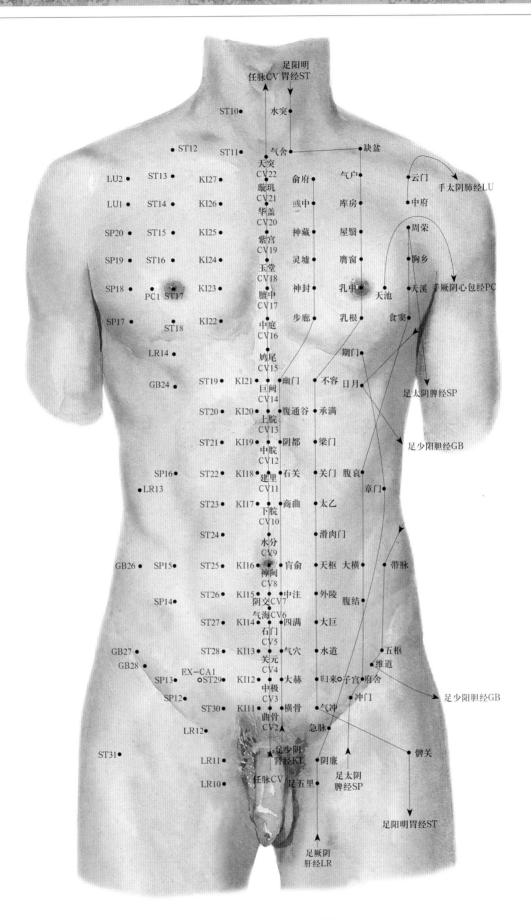

33．躯干部的皮肤与腧穴（前面）
Skins and acupoints on the trunk（anterior aspect）

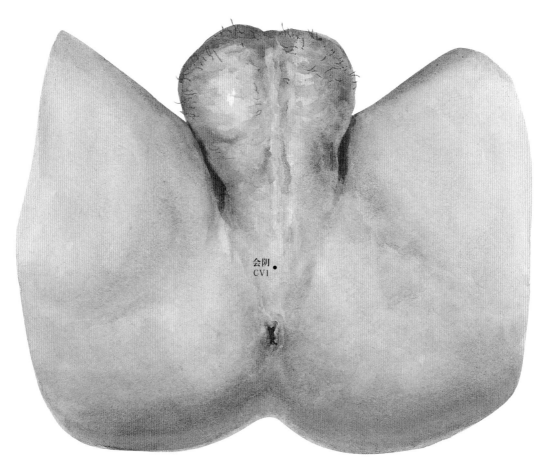

会阴
CV1

34. 任脉会阴穴定位
Location for Huiyin (CV1) from the conception vessel

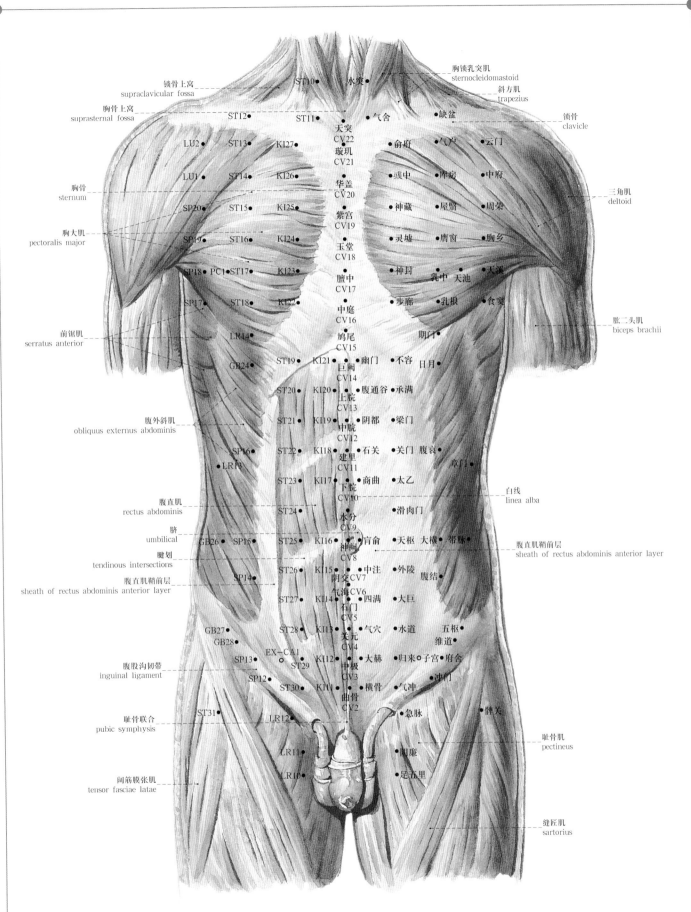

35．躯干部的肌肉与腧穴（前面）
Muscles and acupoints on the trunk (anterior aspect)

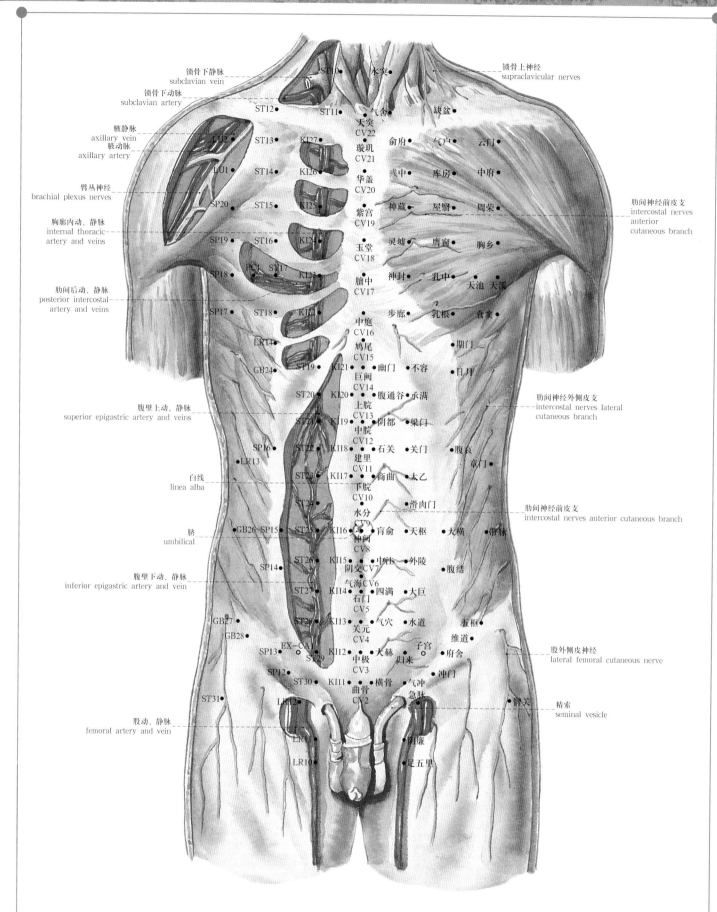

36. 躯干部的血管、神经与腧穴（前面）
Blood vessels, nerves and acupoints on the trunk (anterior aspect)

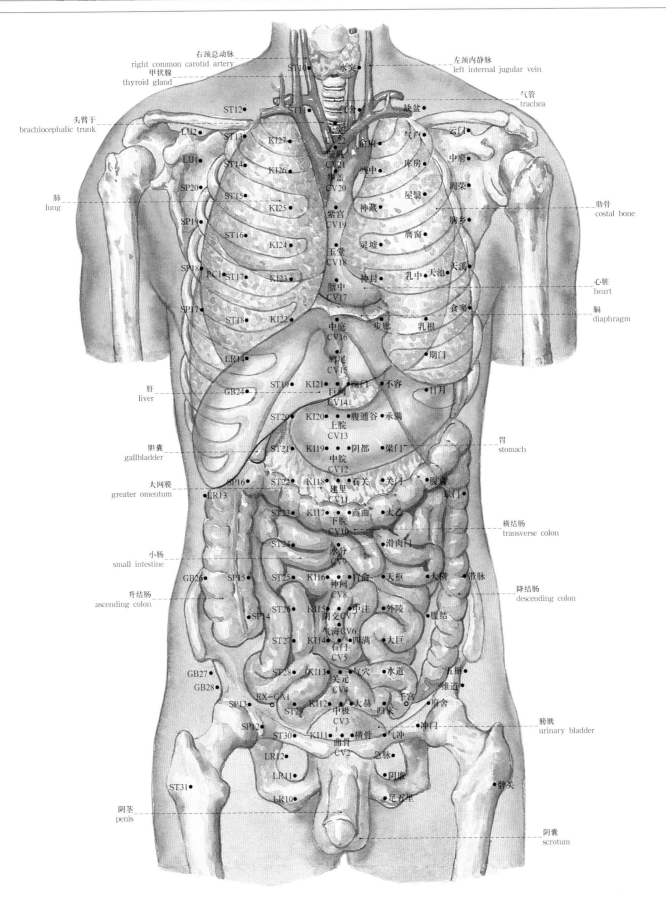

37．躯干部的脏器与腧穴（前面）
Organs and acupoints on the trunk (anterior aspect)

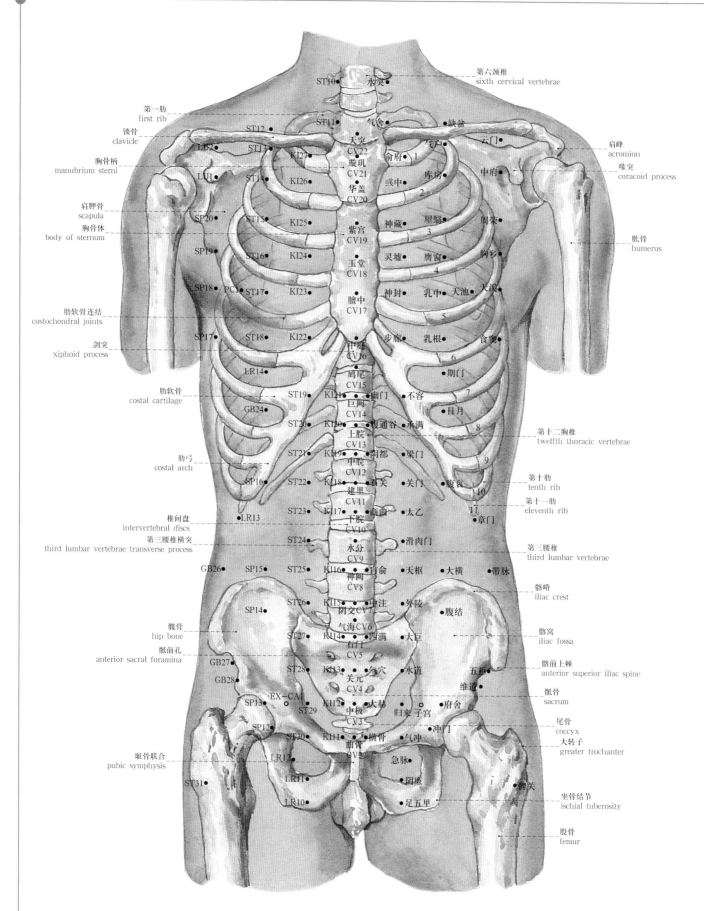

38. 躯干部的骨骼与腧穴（前面）
Skeletons and acupoints on the trunk (anterior aspect)

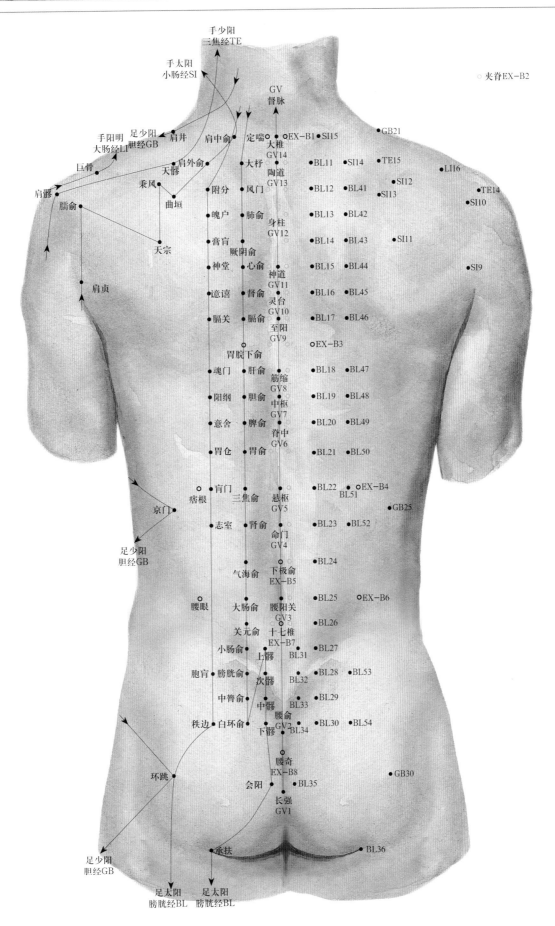

39. 躯干部的皮肤与腧穴（后面）
Skins and acupoints on the trunk (posterior aspect)

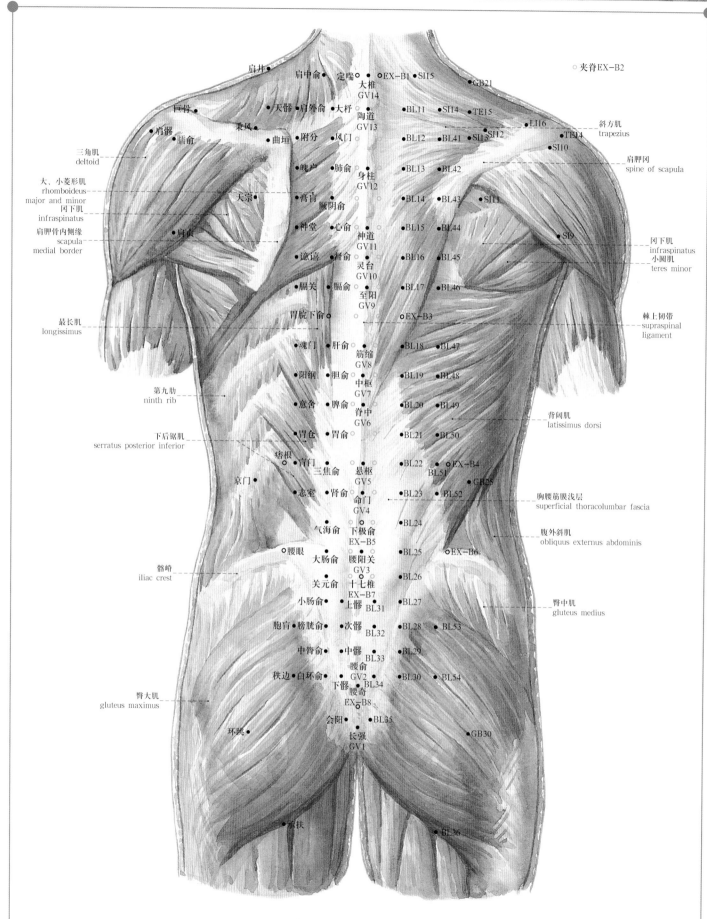

40. 躯干部的肌肉与腧穴（后面）
Muscles and acupoints on the trunk (posterior aspect)

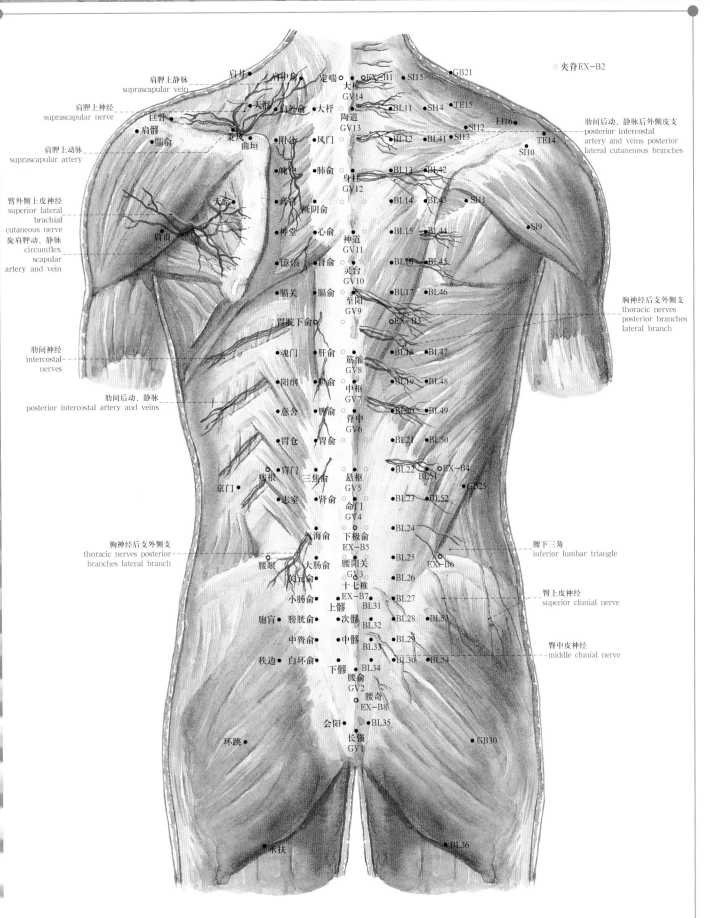

41. 躯干部的血管、神经与腧穴（后面）
Blood vessels，nerves and acupoints on the trunk （posterior aspect）

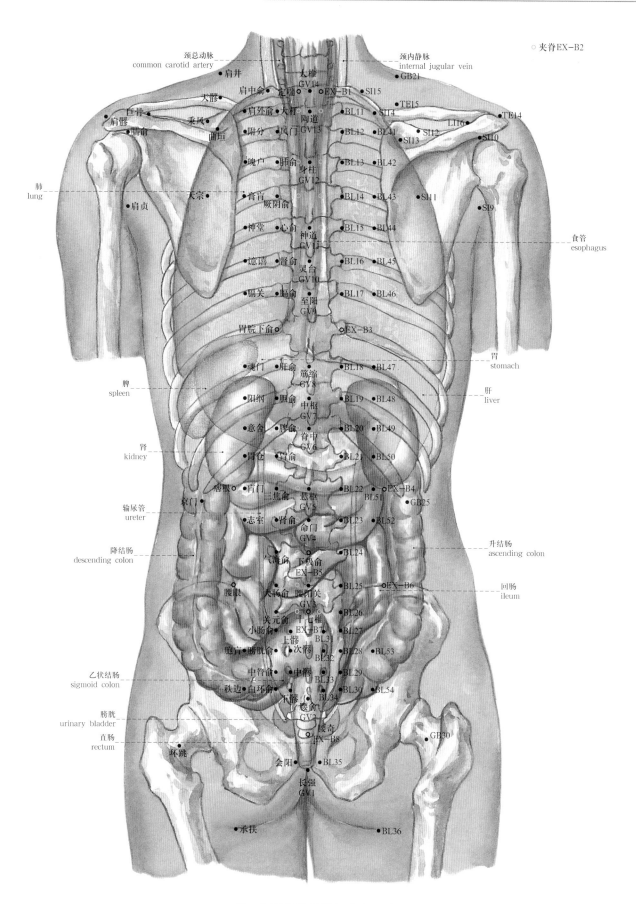

42. 躯干部的脏器与腧穴（后面）
Organs and acupoints on the trunk (posterior aspect)

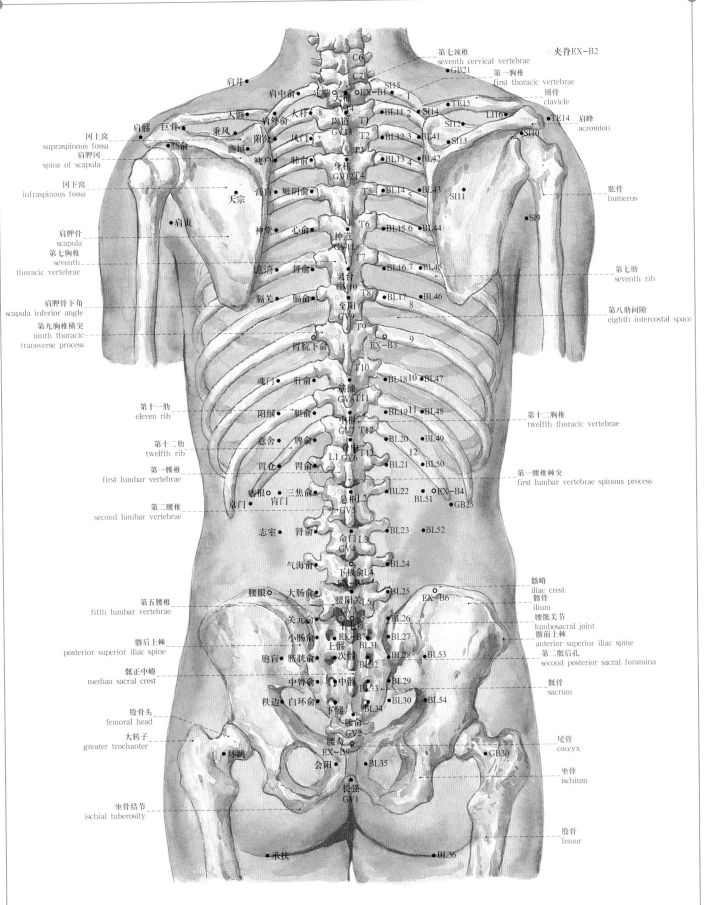

43. 躯干部的骨骼与腧穴（后面）
Skeletons and acupoints on the trunk（posterior aspect）

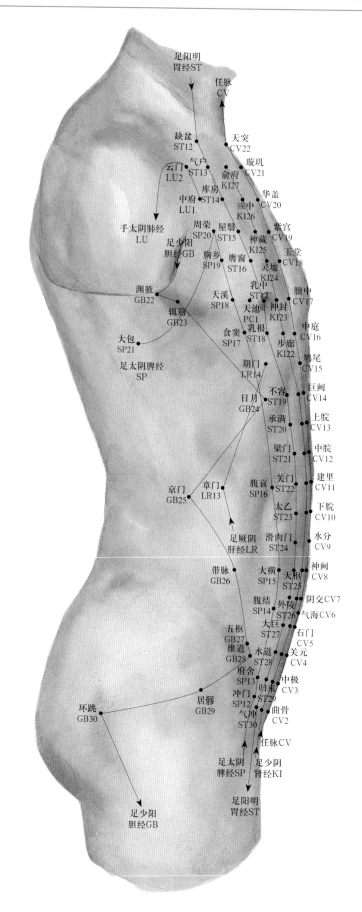

44. 躯干部的皮肤与腧穴（侧面）
Skins and acupoints on the trunk (lateral aspect)

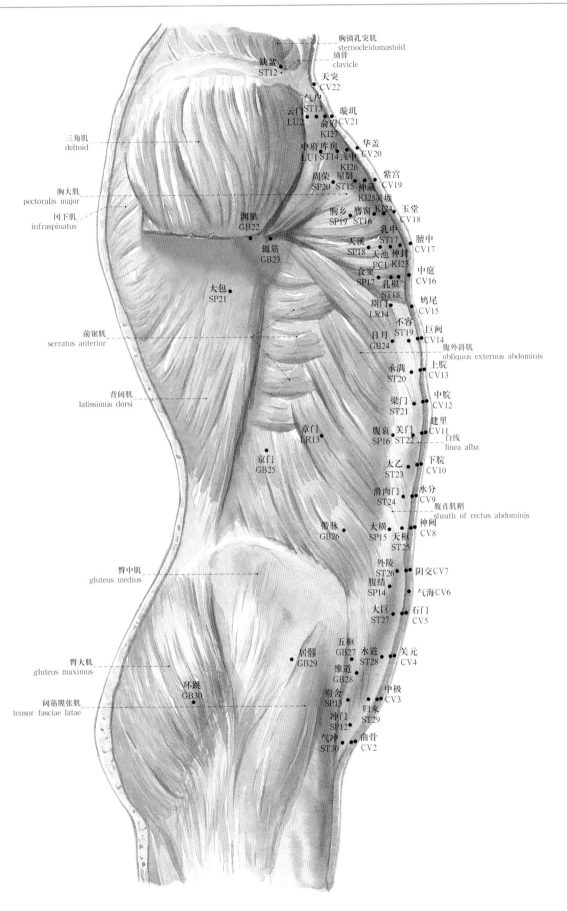

胸锁乳突肌
sternocleidomastoid
锁骨
clavicle
缺盆
ST12
天突
CV22
气户
ST13
云门 璇玑
LU2 CV21
俞府 KI27
中府 库房 华盖
LU1 ST14 彧中 CV20
KI26
周荣 屋翳 紫宫
SP20 ST15 神藏 CV19
KI25灵墟
胸乡 膺窗 KI24 玉堂
渊腋 SP19 ST16 CV18
GB22 乳中 膻中
天溪 ST17 CV17
辄筋 SP18 天池 神封
GB23 PC1 KI23 中庭
食窦 CV16
SP17 乳根
大包 ST18 鸠尾
SP21 期门 CV15
LR14 不容
ST19 巨阙
日月 CV14
GB24 腹外斜肌
obliquus externus abdominis
承满 上脘
ST20 CV13
中脘
梁门 CV12
ST21 建里
腹哀 关门 CV11
章门 SP16 ST22 白线
LR13 linea alba
太乙 下脘
京门 ST23 CV10
GB25 滑肉门 水分
ST24 CV9
腹直肌鞘
sheath of rectus abdominis
带脉 大横 神阙
GB26 SP15 天枢 CV8
ST25
外陵 阴交CV7
ST26
腹结 气海CV6
SP14
大巨 石门
ST27 CV5
五枢
居髎 GB27 水道 关元
GB29 维道 ST28 CV4
GB28
环跳 府舍 中极
GB30 SP13 CV3
冲门 归来
SP12 ST29
气冲 曲骨
ST30 CV2

三角肌
deltoid

胸大肌
pectoralis major

冈下肌
infraspinatus

前锯肌
serratus anterior

背阔肌
latissimus dorsi

臀中肌
gluteus medius

臀大肌
gluteus maximus

阔筋膜张肌
tensor fasciae latae

45．躯干部的肌肉与腧穴（侧面）
Muscles and acupoints on the trunk (lateral aspect)

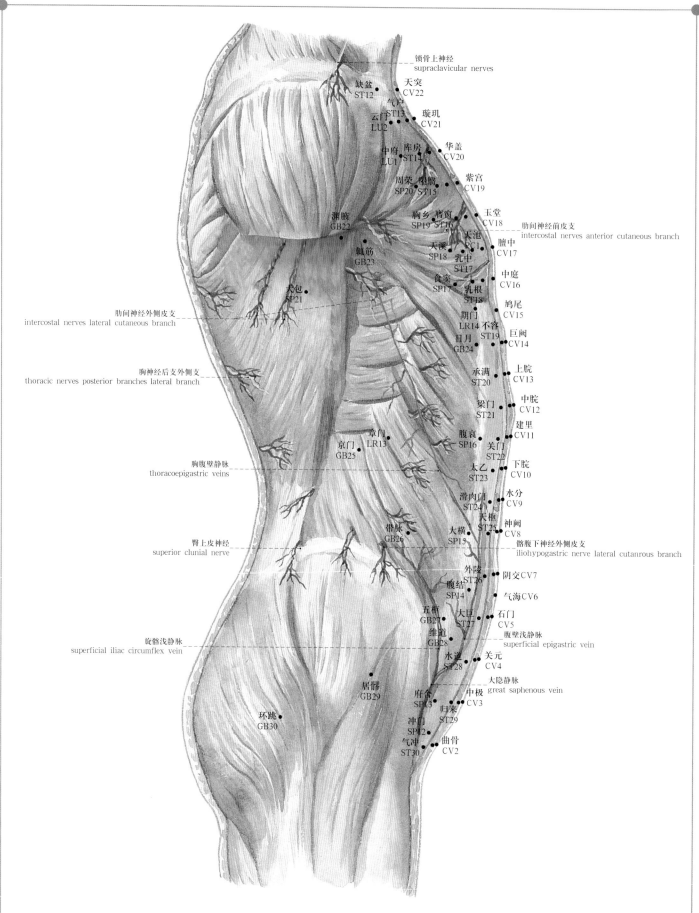

46. 躯干部的血管、神经与腧穴（侧面）
Blood vessels, nerves and acupoints on the trunk (lateral aspect)

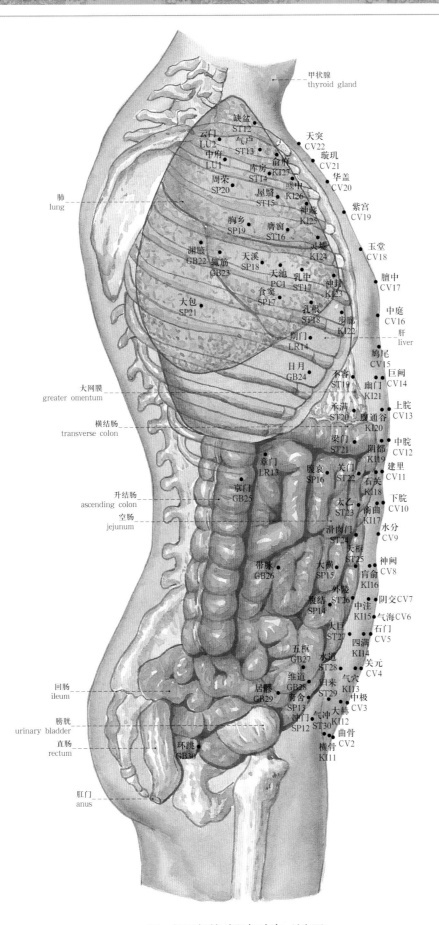

47. 躯干部的脏器与腧穴（侧面）
Organs and acupoints on the trunk (lateral aspect)

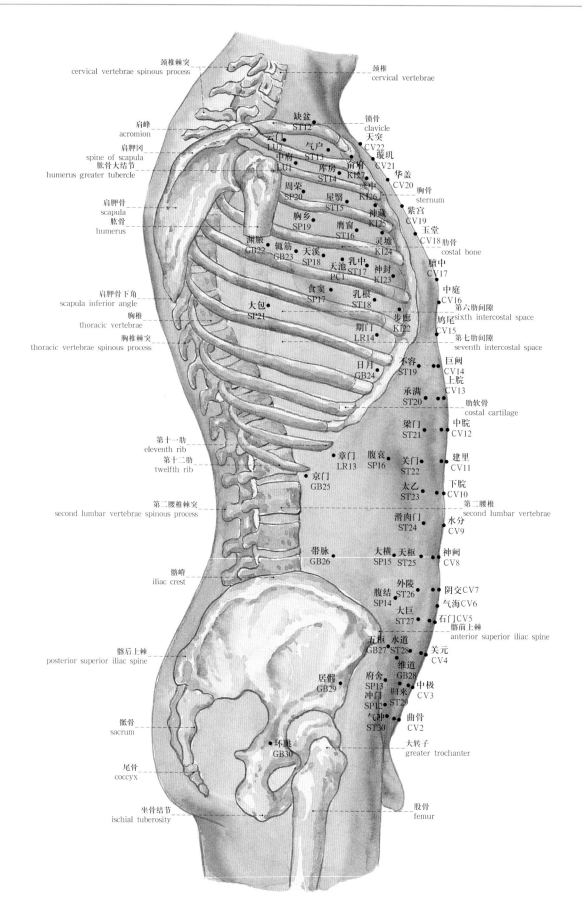

48. 躯干部的骨骼与腧穴（侧面）
Skeletons and acupoints on the trunk (lateral aspect)

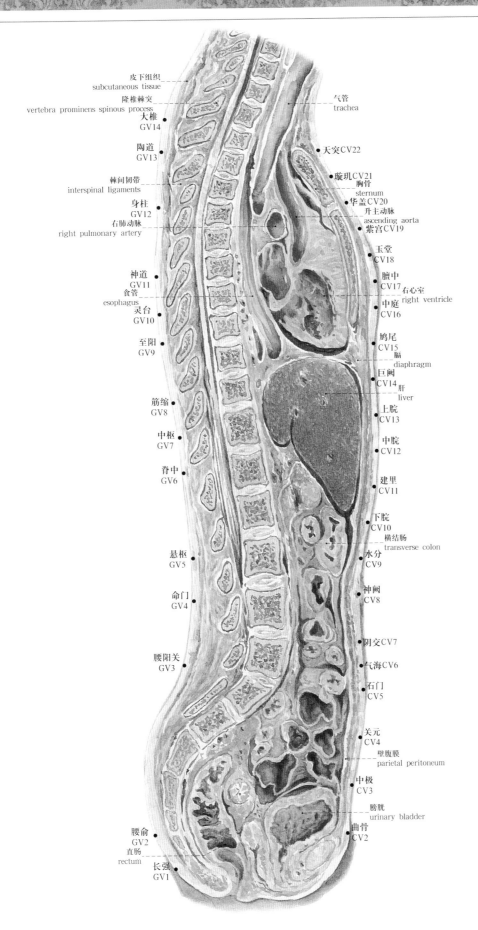

皮下组织
subcutaneous tissue

隆椎棘突
vertebra prominens spinous process

大椎
GV14

陶道
GV13

棘间韧带
interspinal ligaments

身柱
GV12

右肺动脉
right pulmonary artery

神道
GV11

食管
esophagus

灵台
GV10

至阳
GV9

筋缩
GV8

中枢
GV7

脊中
GV6

悬枢
GV5

命门
GV4

腰阳关
GV3

腰俞
GV2

直肠
rectum

长强
GV1

气管
trachea

天突CV22

璇玑CV21
胸骨
sternum

华盖CV20
升主动脉
ascending aorta

紫宫CV19

玉堂
CV18

膻中
CV17
右心室
right ventricle

中庭
CV16

鸠尾
CV15
膈
diaphragm

巨阙
CV14
肝
liver

上脘
CV13

中脘
CV12

建里
CV11

下脘
CV10
横结肠
transverse colon

水分
CV9

神阙
CV8

阴交CV7

气海CV6

石门
CV5

关元
CV4
壁腹膜
parietal peritoneum

中极
CV3
膀胱
urinary bladder

曲骨
CV2

49. 任脉、督脉颈、躯干部经穴图
Neck and trunk acupoints on the conception vessel and governor vessel

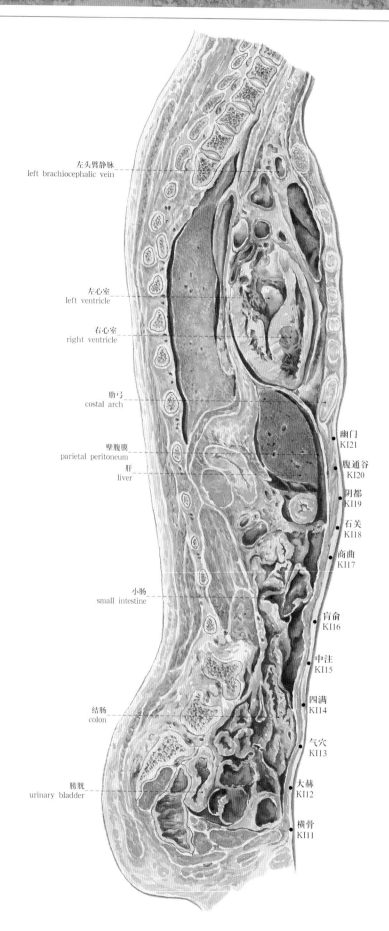

左头臂静脉
left brachiocephalic vein

左心室
left ventricle

右心室
right ventricle

肋弓
costal arch

壁腹膜
parietal peritoneum

肝
liver

小肠
small intestine

结肠
colon

膀胱
urinary bladder

幽门
KI21

腹通谷
KI20

阴都
KI19

石关
KI18

商曲
KI17

肓俞
KI16

中注
KI15

四满
KI14

气穴
KI13

大赫
KI12

横骨
KI11

50. 足少阴肾经腹部经穴图（前正中线旁开0.5寸）
Abdomen acupoints on KI,0.5cun lateral to the anterior midline

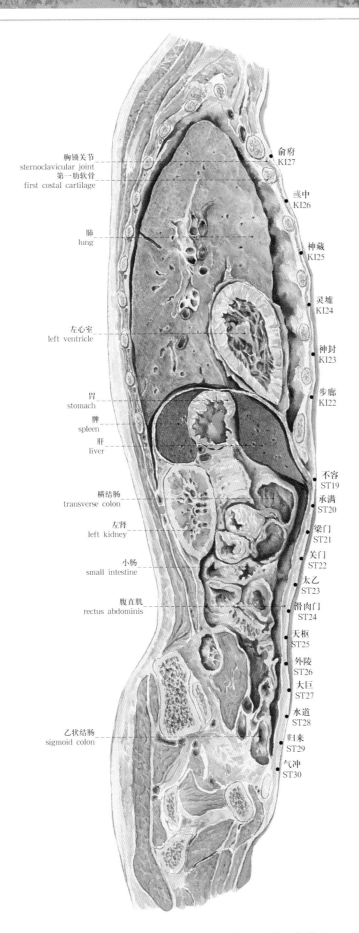

胸锁关节
sternoclavicular joint

第一肋软骨
first costal cartilage

肺
lung

左心室
left ventricle

胃
stomach

脾
spleen

肝
liver

横结肠
transverse colon

左肾
left kidney

小肠
small intestine

腹直肌
rectus abdominis

乙状结肠
sigmoid colon

俞府
KI27

彧中
KI26

神藏
KI25

灵墟
KI24

神封
KI23

步廊
KI22

不容
ST19

承满
ST20

梁门
ST21

关门
ST22

太乙
ST23

滑肉门
ST24

天枢
ST25

外陵
ST26

大巨
ST27

水道
ST28

归来
ST29

气冲
ST30

51. 足少阴肾经、足阳明胃经经穴图（前正中线旁开2寸）
Acupoints on KI and ST, 2cun lateral to the anterior midline

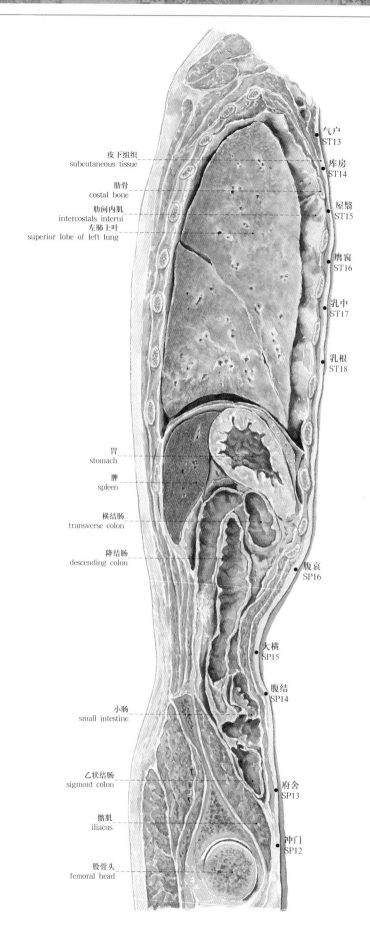

气户
ST13

皮下组织
subcutaneous tissue

库房
ST14

肋骨
costal bone

屋翳
ST15

肋间内肌
intercostals interni

左肺上叶
superior lobe of left lung

膺窗
ST16

乳中
ST17

乳根
ST18

胃
stomach

脾
spleen

横结肠
transverse colon

降结肠
descending colon

腹哀
SP16

大横
SP15

腹结
SP14

小肠
small intestine

乙状结肠
sigmoid colon

府舍
SP13

髂肌
iliacus

冲门
SP12

股骨头
femoral head

52. 足阳明胃经、足太阴脾经经穴图（前正中线旁开4寸）
Acupoints on ST and SP, 4cun lateral to the anterior midline

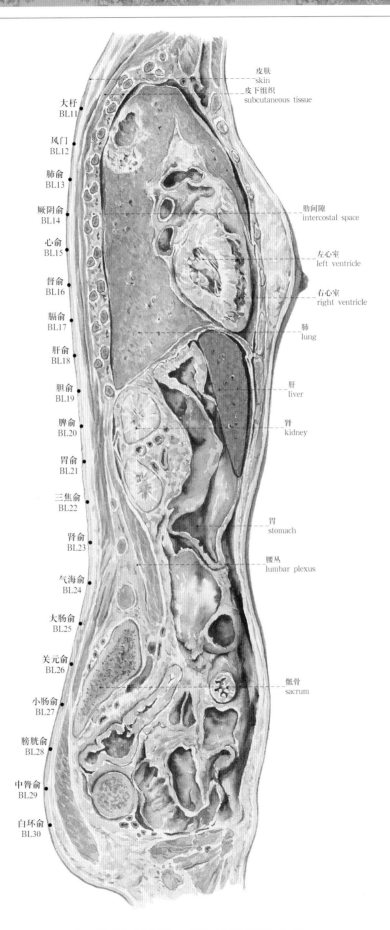

大杼
BL11

风门
BL12

肺俞
BL13

厥阴俞
BL14

心俞
BL15

督俞
BL16

膈俞
BL17

肝俞
BL18

胆俞
BL19

脾俞
BL20

胃俞
BL21

三焦俞
BL22

肾俞
BL23

气海俞
BL24

大肠俞
BL25

关元俞
BL26

小肠俞
BL27

膀胱俞
BL28

中膂俞
BL29

白环俞
BL30

皮肤
skin

皮下组织
subcutaneous tissue

肋间隙
intercostal space

左心室
left ventricle

右心室
right ventricle

肺
lung

肝
liver

肾
kidney

胃
stomach

腰丛
lumbar plexus

骶骨
sacrum

53. 足太阳膀胱经经穴图 I （后正中线旁开1.5寸）
Acupoints on BL I ,1.5cun lateral to the posterior midline

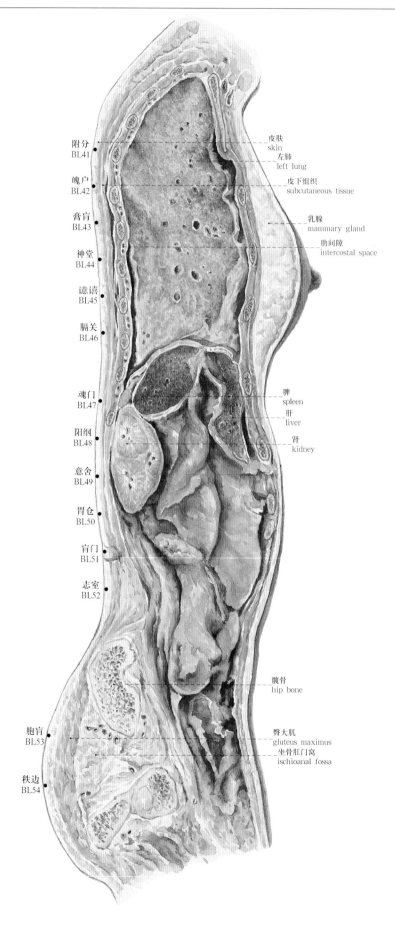

附分
BL41

魄户
BL42

膏肓
BL43

神堂
BL44

譩譆
BL45

膈关
BL46

魂门
BL47

阳纲
BL48

意舍
BL49

胃仓
BL50

肓门
BL51

志室
BL52

胞肓
BL53

秩边
BL54

皮肤
skin
左肺
left lung
皮下组织
subcutaneous tissue
乳腺
mammary gland
肋间隙
intercostal space

脾
spleen
肝
liver
肾
kidney

髋骨
hip bone

臀大肌
gluteus maximus
坐骨肛门窝
ischioanal fossa

54. 足太阳膀胱经经穴图Ⅱ（后正中线旁开3寸）
Acupoints on BL Ⅱ, 3cun lateral to the posterior midline

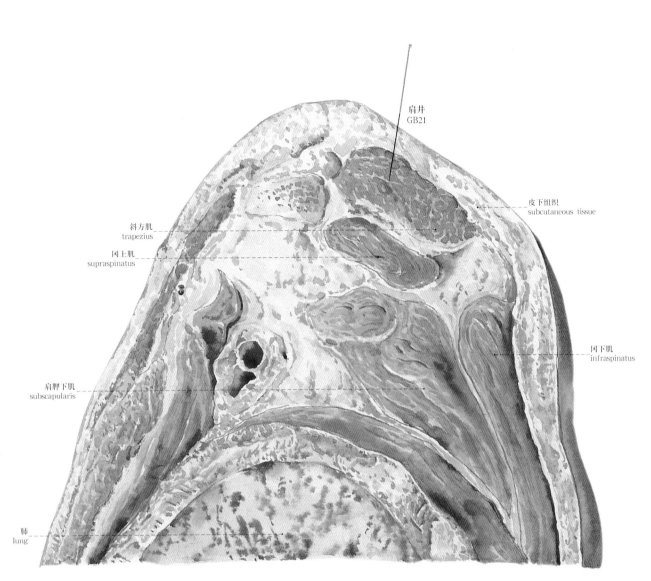

肩井
GB21

皮下组织
subcutaneous tissue

斜方肌
trapezius

冈上肌
supraspinatus

冈下肌
infraspinatus

肩胛下肌
subscapularis

肺
lung

55. 肩井穴矢状切面
Sagittal section of Jianjing (GB21)

肩井 Jianjing (GB21)

【定位】在肩上，大椎穴与肩峰连线的中点处。

【局解】穴位层次结构依次为皮肤→皮下组织→斜方肌→肩胛提肌。浅层布有锁骨上神经及颈浅动、静脉的分支或属支。深层有肩胛背神经的分支和颈横动、静脉的分支或属支分布。

【操作】直刺0.3~0.5寸。可灸。切忌深刺、捣刺，孕妇禁用。

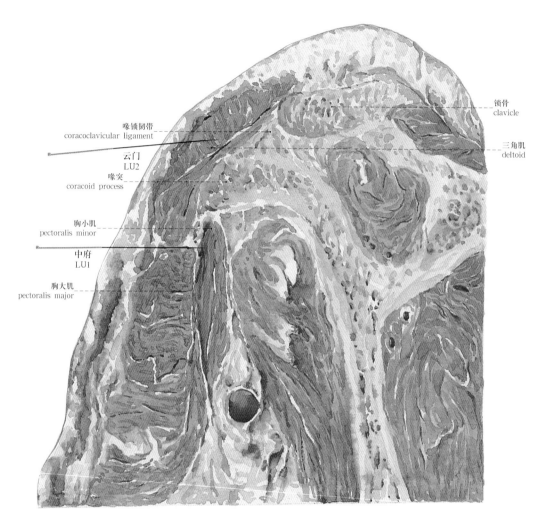

喉锁韧带
coracoclavicular ligament

云门
LU2

喉突
coracoid process

胸小肌
pectoralis minor

中府
LU1

胸大肌
pectoralis major

锁骨
clavicle

三角肌
deltoid

56. 中府穴、云门穴矢状切面
Sagittal section of Zhongfu (LU1) and Yunmen (LU2)

中府 Zhongfu (LU1)

【定位】在胸前壁外上方，云门穴下1寸，平第一肋间隙，距前正中线6寸。

【局解】穴位层次结构依次为皮肤→皮下组织→胸大肌→胸小肌→胸腔。浅层布有锁骨上中间神经、第一肋间神经外侧皮支、头静脉等。深层有胸外侧动脉、胸肩峰动、静脉和胸内、外侧神经分布。

【操作】向外斜刺或平刺0.5~0.8寸，不可向内深刺，以免伤及内脏。可灸。

云门 Yunmen (LU2)

【定位】在胸前壁外上方，肩胛骨喉突上方，锁骨下窝凹陷处，距前正中线6寸。

【局解】穴位层次结构依次为皮肤→皮下组织→三角肌→锁胸筋膜→喉锁韧带。浅层有头静脉、锁骨上中间神经和第一肋间神经外侧皮支。深层有腋神经肌支、胸肩峰动、静脉支和胸内、外侧神经的分支。

【操作】向外斜刺0.5~0.8寸，不可向内深刺，以免伤及肺脏。可灸。

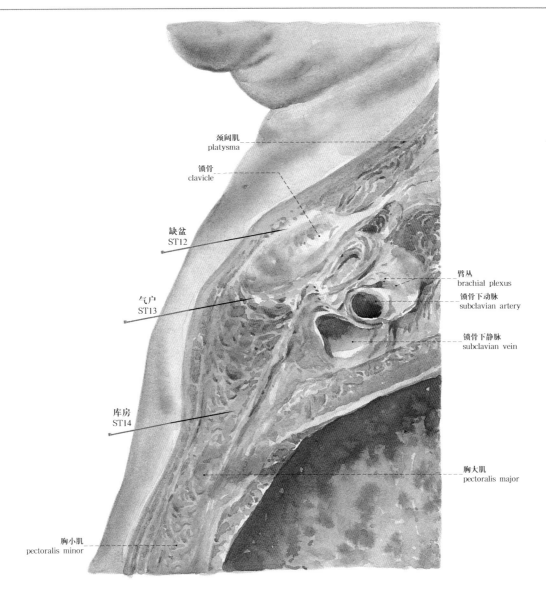

颈阔肌
platysma

锁骨
clavicle

缺盆
ST12

臂丛
brachial plexus

锁骨下动脉
subclavian artery

气户
ST13

锁骨下静脉
subclavian vein

库房
ST14

胸大肌
pectoralis major

胸小肌
pectoralis minor

57. 缺盆穴、气户穴、库房穴矢状切面
Sagittal section of Quepen (ST12), Qihu (ST13) and Kufang (ST14)

缺盆 Quepen (ST12)

【定位】在锁骨上窝中央，距前正中线4寸。

【局解】穴位层次结构依次为皮肤→皮下组织和颈阔肌→锁骨与斜方肌之间→肩胛舌骨肌（下腹）与锁骨下肌之间→臂丛。浅层布有锁骨上神经内侧支和颈外静脉。深层有颈横动、静脉，锁骨下动脉经过，臂丛的锁骨上部等重要结构；再深层有胸膜顶或锁骨下静脉分布。

【操作】直刺或斜刺0.3~0.5寸，不可深刺，以防刺伤胸膜引起气胸。可灸。

气户 Qihu (ST13)

【定位】在胸部，当锁骨中点下缘，距前正中线4寸。

【局解】穴位层次结构依次为皮肤→皮下组织→胸大肌。在胸大肌起始部，深层上方为锁骨下肌。浅层布有锁骨上中间神经。深层布有腋动脉和它的分支胸肩峰动脉。

【操作】斜刺或平刺0.5~0.8寸。可灸。

库房 Kufang (ST14)

【定位】在胸部，当第一肋间隙，距前正中线4寸。

【局解】穴位层次结构依次为皮肤→皮下组织→胸大肌→胸小肌。浅层布有锁骨上神经、肋间神经的皮支。深层为第一肋间内、外肌，布有胸肩峰动、静脉的分支或属支，胸内、外侧神经的分支；再深层有壁层胸膜和肺。

【操作】斜刺或平刺0.5~0.8寸。可灸。

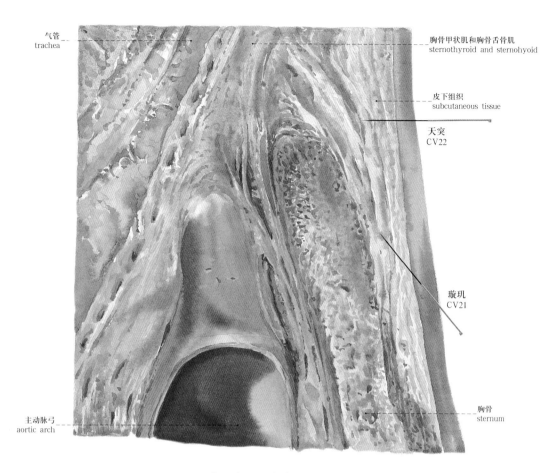

气管
trachea

胸骨甲状肌和胸骨舌骨肌
sternothyroid and sternohyoid

皮下组织
subcutaneous tissue

天突
CV22

璇玑
CV21

主动脉弓
aortic arch

胸骨
sternum

58. 璇玑穴、天突穴矢状切面
Sagittal section of Xuanji (CV21) and Tiantu (CV22)

璇玑 Xuanji (CV21)

【定位】在胸部，当前正中线上，胸骨上窝中央下 1 寸。
【局解】穴位层次结构依次为皮肤→皮下组织→胸大肌起始腱→胸骨柄。浅层布有第一肋间神经前皮支。深层有第一肋间神经和胸廓内动脉前穿支分布以及锁骨上内侧神经分布。
【操作】平刺0.3～0.5寸。可灸。

天突 Tiantu (CV22)

【定位】在颈部，当前正中线上，胸骨上窝正中，仰靠坐位取穴。
【局解】穴位层次结构依次为皮肤→皮下组织→左、右胸锁乳突肌腱之间→胸骨柄颈静脉切迹上方→左、右胸骨甲状肌→气管前间隙。浅层布有锁骨上内侧神经，皮下组织内有颈阔肌和颈静脉弓。深层有头臂干、左颈总动脉、主动脉弓和头臂静脉等重要结构分布。
【操作】先直刺0.2寸，当针尖超过胸骨柄内缘后，即向下沿胸骨柄后缘、气管前缘缓慢向下刺入0.5～1.0寸。可灸。

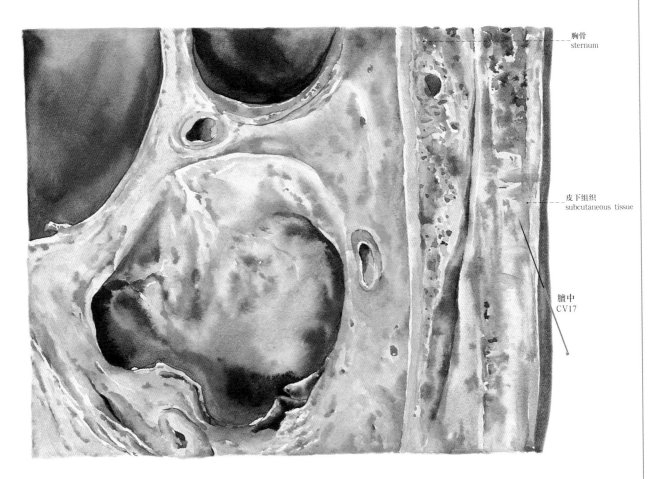

胸骨
sternum

皮下组织
subcutaneous tissue

膻中
CV17

59. 膻中穴矢状切面
Sagittal section of Danzhong (CV17)

膻中 Danzhong (CV17)

【定位】在胸部，当前正中线，平第四肋间隙，两乳头连线的中点处。

【局解】穴位层次结构依次为皮肤→皮下组织→胸骨体。浅层主要布有第四肋间神经前皮支。深层有第四肋间神经和胸廓内动、静脉的穿支分布。

【操作】平刺0.3~0.5寸。可灸。

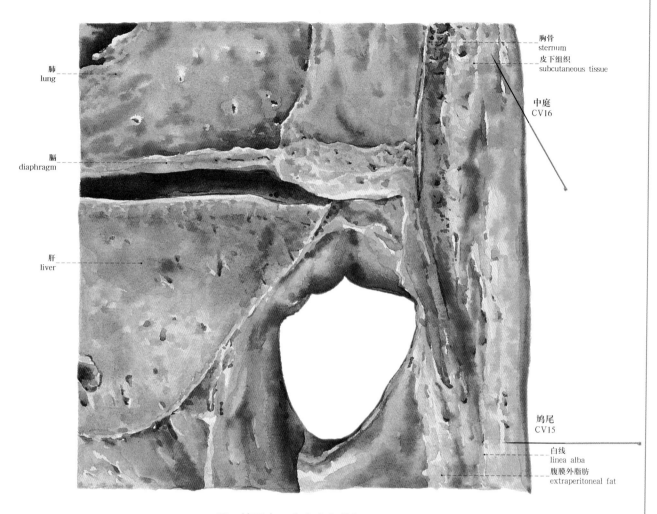

肺
lung

膈
diaphragm

肝
liver

胸骨
sternum

皮下组织
subcutaneous tissue

中庭
CV16

鸠尾
CV15

白线
linea alba

腹膜外脂肪
extraperitoneal fat

60. 鸠尾穴、中庭穴矢状切面
Sagittal section of Jiuwei (CV15) and Zhongting (CV16)

鸠尾 Jiuwei (CV15)

【定位】在上腹部，前正中线上，剑突下凹陷处。

【局解】穴位层次结构依次为皮肤→皮下组织→白线→腹横筋膜→腹膜外脂肪→壁腹膜。浅层主要有第七胸神经前支的前皮支。深层主要有第七胸神经前支的分支；再深层可及腹腔。

【操作】直刺0.3~0.6寸。可灸。

中庭 Zhongting (CV16)

【定位】在胸部，当前正中线上，平第五肋间隙，即胸剑结合部。

【局解】穴位层次结构依次为皮肤→皮下组织→胸肋辐状韧带和肋剑突韧带→胸剑结合部。浅层布有第六肋间神经的前皮支。深层有第六肋间神经和胸廓内动、静脉的穿支分布。

【操作】平刺0.3~0.5寸。可灸。

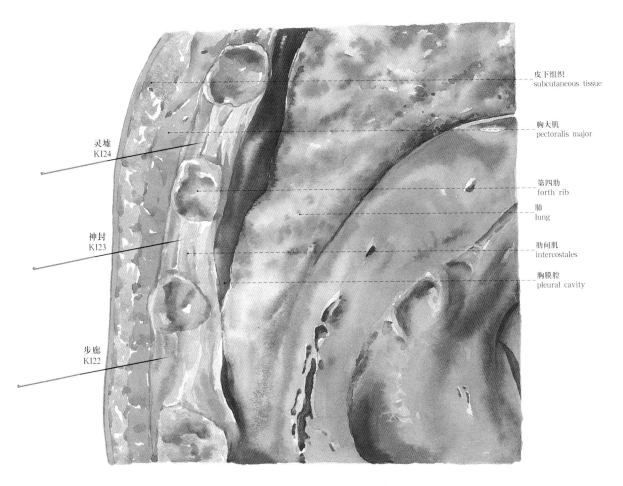

灵墟
KI24

神封
KI23

步廊
KI22

皮下组织
subcutaneous tissue

胸大肌
pectoralis major

第四肋
forth rib

肺
lung

肋间肌
intercostales

胸膜腔
pleural cavity

61. 步廊穴、神封穴、灵墟穴矢状切面
Sagittal section of Bulang (KI22),Shenfeng (KI23) and Lingxu (KI24)

步廊 Bulang (KI22)

【定位】在胸部，当第五肋间隙，前正中线旁开2寸。
【局解】穴位层次结构依次为皮肤→皮下组织→胸大肌。浅层布有第五肋间神经的前皮支，胸廓内动、静脉的穿支。深层有胸内、外侧神经的分支分布。
【操作】斜刺或平刺0.5~0.8寸，不可深刺，以免伤及内脏。可灸。

神封 Shenfeng (KI23)

【定位】在胸部，当第四肋间隙，前正中线旁开2寸。
【局解】穴位层次结构依次为皮肤→皮下组织→胸大肌。浅层布有第四肋间神经的前皮支，胸廓内动、静脉的穿支。深层有胸内、外侧神经的分支和胸肩峰动脉胸肌支分布。
【操作】斜刺或平刺0.5~0.8寸，不可深刺，以免伤及内脏。可灸。

灵墟 Lingxu (KI24)

【定位】在胸部，当第三肋间隙，前正中线旁开2寸。
【局解】穴位层次结构依次为皮肤→皮下组织→胸大肌。浅层布有第三肋间神经的前皮支，胸廓内动、静脉的穿支。深层有胸内、外侧神经的分支和胸肩峰动脉胸肌支分布。
【操作】斜刺或平刺0.5~0.8寸。可灸。

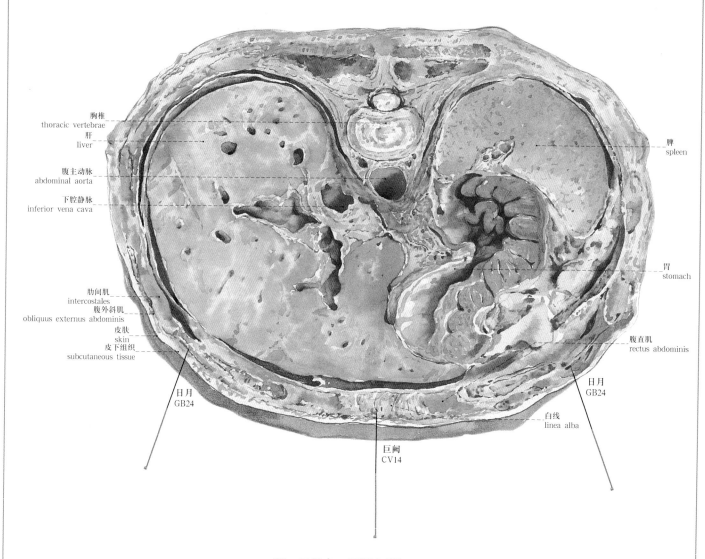

胸椎
thoracic vertebrae
肝
liver
腹主动脉
abdominal aorta
下腔静脉
inferior vena cava
肋间肌
intercostales
腹外斜肌
obliquus externus abdominis
皮肤
skin
皮下组织
subcutaneous tissue
脾
spleen
胃
stomach
腹直肌
rectus abdominis
日月
GB24
白线
linea alba
日月
GB24
巨阙
CV14

62. 日月穴、巨阙穴横切面
Transverse section of Riyue (GB24) and Juque (CV14)

日月 Riyue (GB24)

【定位】在乳头下方，当第七肋间隙取穴，前正中线旁开4寸。
【局解】穴位层次结构依次为皮肤→皮下组织→腹外斜肌→肋间内、外肌。浅层布有第六、第七、第八肋间神经外侧皮支和伴行的动、静脉。深层有第七肋间神经和第七肋间后动、静脉分布。
【操作】斜刺0.5～0.8寸。可灸。

巨阙 Juque (CV14)

【定位】在上腹部，前正中线上，当脐中上6寸。
【局解】穴位层次结构依次为皮肤→皮下组织→白线→腹横筋膜→腹膜外脂肪→腹壁膜。在白线上，深部为肝脏。浅层布有第七胸神经前支和腹壁浅静脉。深层有第七胸神经前支的分支分布。
【操作】直刺0.3～0.6寸。可灸。

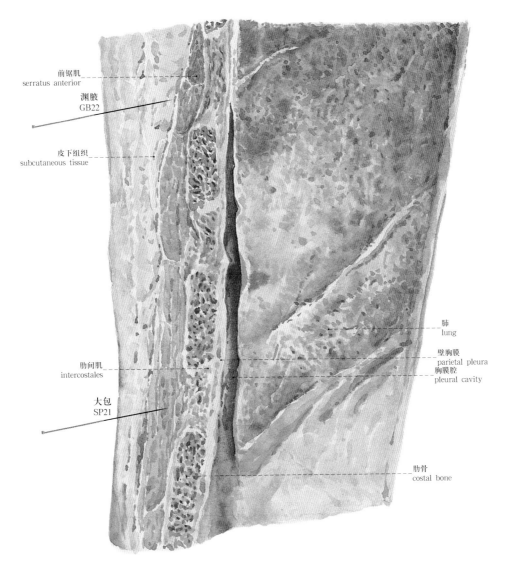

前锯肌
serratus anterior

渊腋
GB22

皮下组织
subcutaneous tissue

肋间肌
intercostales

大包
SP21

肺
lung

壁胸膜
parietal pleura

胸膜腔
pleural cavity

肋骨
costal bone

63. 渊腋穴、大包穴矢状切面
Sagittal section of Yuanye（GB22）and Dabao（SP21）

渊腋 Yuanye（GB22）

【定位】在侧胸部，举臂，当腋中线上，腋下3寸，第四肋间隙中。

【局解】穴位层次结构依次为皮肤→皮下组织→前锯肌→肋间内、外肌。浅层布有第三、第四、第五肋间神经外侧皮支，胸长神经和胸外侧动、静脉。深层有第四肋间神经和第四肋间后动、静脉分布。

【操作】斜刺或平刺0.5～0.8寸。可灸。

大包 Dabao（SP21）

【定位】在侧胸部，腋中线上，当第六肋间隙处。

【局解】穴位层次结构依次为皮肤→皮下组织→前锯肌。浅层布有第六肋间神经外侧皮支和胸腹壁静脉的属支。深层有胸长神经的分支和胸背动、静脉的分支或属支分布。

【操作】斜刺或向外平刺0.5～0.8寸。深部为肺脏，不可深刺。可灸。

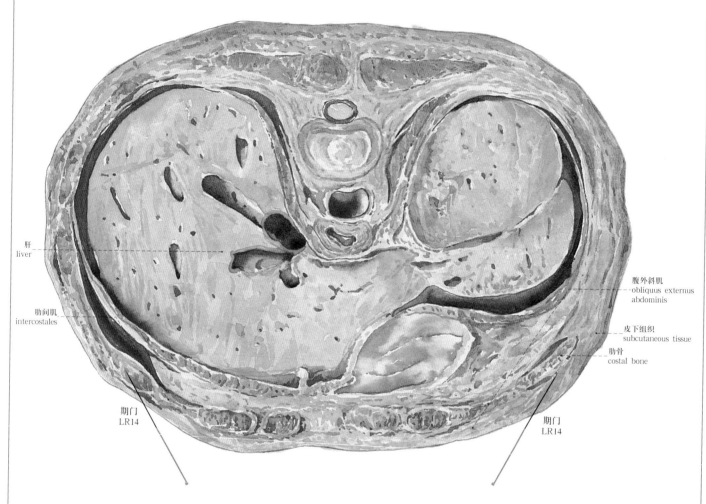

肝
liver

肋间肌
intercostales

期门
LR14

腹外斜肌
obliquus externus abdominis

皮下组织
subcutaneous tissue

肋骨
costal bone

期门
LR14

64. 期门穴横切面
Transverse section of Qimen (LR14)

期门　Qimen (LR14)

【定位】在胸部，乳头直下，当第六肋间隙，前正中线旁开4寸。
【局解】穴位层次结构依次为皮肤→皮下组织→胸大肌下缘→腹外斜肌→肋间外肌→肋间内肌。浅层有第六肋间神经的外侧皮支，
　　　　胸腹壁静脉的属支分布。深层有第六肋间神经和第六肋间后动、静脉的分支或属支分布。
【操作】斜刺0.5～0.8寸。可灸。

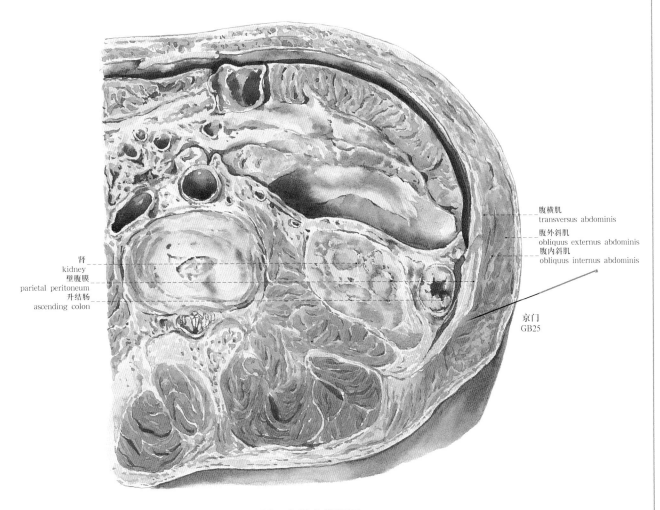

腹横肌
transversus abdominis

腹外斜肌
obliquus externus abdominis

腹内斜肌
obliquus internus abdominis

肾
kidney

壁腹膜
parietal peritoneum

升结肠
ascending colon

京门
GB25

65. 京门穴横切面
Transverse section of Jingmen (GB25)

京门　Jingmen (GB25)

【定位】在侧腰部，章门穴后1.8寸，当十二肋游离端的下方。

【局解】穴位层次结构依次为皮肤→皮下组织→腹外斜肌→腹内斜肌→腹横肌。浅层布有第十一、第十二胸神经前支的外侧皮支及
　　　　伴行的动、静脉。深层有第十一、第十二胸神经前支的肌支和相应的肋间、肋下动、静脉分布。

【操作】斜刺0.5~0.8寸。可灸。

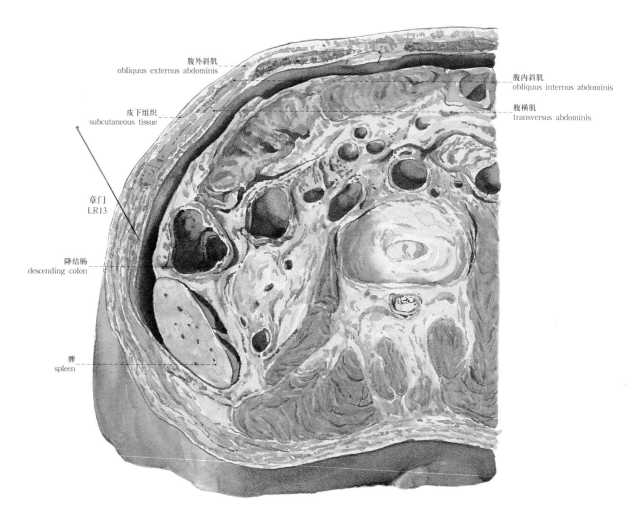

腹外斜肌
obliquus externus abdominis

腹内斜肌
obliquus internus abdominis

腹横肌
transversus abdominis

皮下组织
subcutaneous tissue

章门
LR13

降结肠
descending colon

脾
spleen

66. 章门穴横切面
Transverse section of Zhangmen (LR13)

章门 Zhangmen (LR13)

【定位】在侧腹部，当第十一肋游离端的下方。
【局解】穴位层次结构依次为皮肤→皮下组织→腹外斜肌→腹内斜肌→腹横肌。浅层布有第十、第十一胸神经前支的外侧皮支，胸腹壁浅静脉的属支。深层有第十、第十一胸神经和肋间后动、静脉的分支或属支分布。
【操作】斜刺0.5~0.8寸。可灸。

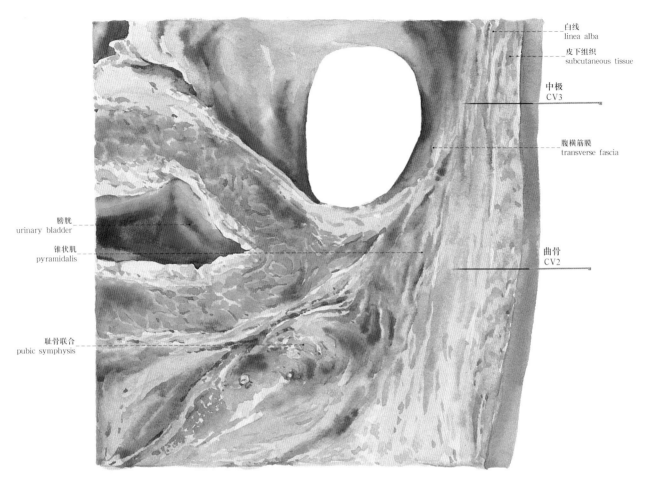

白线
linea alba

皮下组织
subcutaneous tissue

中极
CV3

腹横筋膜
transverse fascia

膀胱
urinary bladder

锥状肌
pyramidalis

曲骨
CV2

耻骨联合
pubic symphysis

67. 曲骨穴、中极穴矢状切面
Sagittal section of Qugu (CV2) and Zhongji (CV3)

曲骨 Qugu（CV2）

【定位】在前正中线上，当耻骨联合上缘中点处。

【局解】穴位层次结构依次为皮肤→皮下组织→白线→腹横筋膜→腹膜外脂肪→壁腹膜。在白线上，浅层主要布有髂腹下神经前皮支和腹壁浅静脉的属支。深层主要布有髂腹下神经的分支和腹壁下动脉；再深层可及膀胱。

【操作】直刺0.5~1.0寸。可灸。本穴深部为膀胱，故应在排尿后进行针刺。孕妇慎用。

中极 Zhongji（CV3）

【定位】在下腹部，当脐下4寸，前正中线上。

【局解】穴位层次结构依次为皮肤→皮下组织→白线→腹横筋膜→腹膜外脂肪→壁腹膜。在白线上，深部有乙状结肠。浅层主要布有髂腹下神经前皮支和腹壁浅动、静脉的分支或属支。深层主要布有髂腹下神经的分支和腹壁下动脉分布。

【操作】直刺1.0~1.5寸。可灸。本穴深部为膀胱，故应在排尿后进行针刺。孕妇慎用。

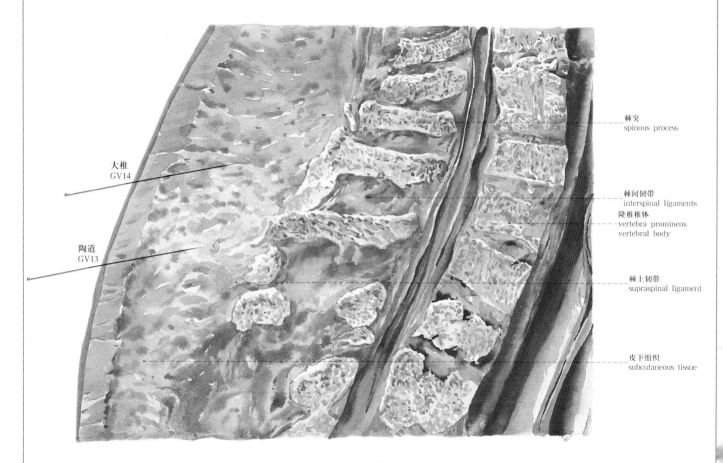

大椎
GV14

陶道
GV13

棘突
spinous process

棘间韧带
interspinal ligaments

隆椎椎体
vertebra prominens
vertebral body

棘上韧带
supraspinal ligament

皮下组织
subcutaneous tissue

68. 陶道穴、大椎穴矢状切面
Sagittal section of Taodao (GV13) and Dazhui (GV14)

陶道 Taodao (GV13)

【定位】在背部，当后正中线上，第一胸椎棘突下凹陷处。
【局解】穴位层次结构依次为皮肤→皮下组织→脊上韧带→脊间韧带。浅层主要布有第一胸神经后支的内侧皮支和伴行的动、静脉。深层布有棘突间的椎外（后）静脉丛，第一胸神经后支的分支和第一肋间后动、静脉背侧支的分支或属支。
【操作】斜刺0.5～1.0寸。可灸。

大椎 Dazhui (GV14)

【定位】在后正中线上，俯伏或正坐低头，在第七颈椎棘突下凹陷处。
【局解】针刺穴位层次结构同陶道穴。浅层主要布有第八颈神经后支的内侧支和棘突间皮下静脉丛。深层有棘突间的椎外（后）静脉丛第八颈神经后支的分支和颈横动脉分布。
【操作】斜刺0.5～1.0寸。可灸。

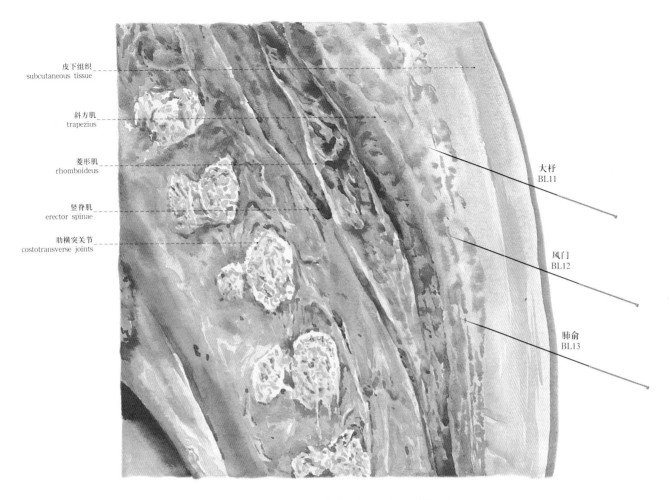

皮下组织
subcutaneous tissue

斜方肌
trapezius

菱形肌
rhomboideus

竖脊肌
erector spinae

肋横突关节
costotransverse joints

大杼
BL11

风门
BL12

肺俞
BL13

69. 大杼穴、风门穴、肺俞穴矢状切面
Sagittal section of Dazhu (BL11) ,Fengmen (BL12) and Feishu (BL13)

大杼 Dazhu (BL11)

【定位】在肩部，当第一胸椎棘突下，督脉旁开1.5寸。
【局解】穴位层次结构依次为皮肤→皮下组织→斜方肌→菱形肌→上后锯肌→颈夹肌→竖脊肌。浅层布有第一、第二胸神经后支的内侧皮支和伴行的肋间后动、静脉背侧支的内侧皮支。深层有第一、第二胸神经后支的肌支和相应的肋间后动、静脉背侧支的分支以及副神经、肩胛背动脉分支等分布。
【操作】斜刺0.5~0.8寸。可灸。

风门 Fengmen (BL12)

【定位】在肩部，当第二胸椎棘突下，旁开1.5寸。
【局解】穴位层次结构依次为皮肤→皮下组织→斜方肌→菱形肌→上后锯肌→颈夹肌→竖脊肌。浅层布有第二、第三胸神经后支的内侧皮支和伴行的肋间后动、静脉背侧支的内侧皮支。深层有第二、第三胸神经后支的肌支和相应的肋间后动、静脉背侧支的分支以及副神经、肩胛背神经和肩胛下动脉分支等分布。
【操作】斜刺0.5~0.8寸。可灸。

肺俞 Feishu (BL13)

【定位】在背部，当第三胸椎棘突下，旁开1.5寸。
【局解】穴位层次结构依次为皮肤→皮下组织→斜方肌→菱形肌→上后锯肌→竖脊肌。浅层布有第三、第四胸神经后支的内侧皮支和伴行的肋间后动、静脉背侧支的内侧皮支。深层有第三、第四胸神经后支的肌支和相应的肋间后动、静脉背侧支的分支或属支，副神经及肩胛背神经分布。
【操作】斜刺0.5~0.8寸，不宜深刺，以免伤及内脏。可灸。

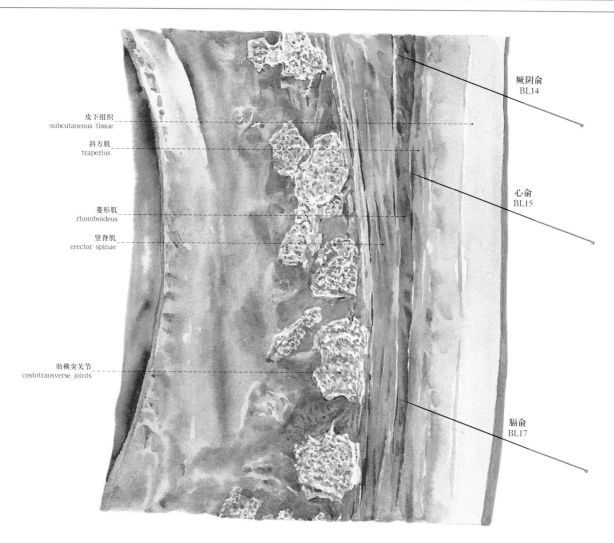

皮下组织
subcutaneous tissue

斜方肌
trapezius

菱形肌
rhomboideus

竖脊肌
erector spinae

肋横突关节
costotransverse joints

厥阴俞
BL14

心俞
BL15

膈俞
BL17

70. 厥阴俞穴、心俞穴、膈俞穴矢状切面
Sagittal section of Jueyinshu (BL14) ,Xinshu (BL15) and Geshu (BL17)

厥阴俞 Jueyinshu (BL14)

【定位】在背部，当第四胸椎棘突下，旁开1.5寸。
【局解】穴位层次结构依次为皮肤→皮下组织→斜方肌→菱形肌→竖脊肌。浅层布有第四、第五胸神经后支的内侧皮支和伴行的肋间后动、静脉背侧支。深层有副神经和肩胛背神经，第四、第五胸神经后支的肌支和相应的肋间后动、静脉背侧支的分支或属支分布。
【操作】斜刺0.5~0.8寸。可灸。

心俞 Xinshu (BL15)

【定位】在背部，当第五胸椎棘突下，旁开1.5寸。
【局解】穴位层次结构依次为皮肤→皮下组织→斜方肌→菱形肌下缘→竖脊肌。浅层布有第五、第六胸神经后支的内侧皮支及伴行的肋间后动、静脉。深层有副神经和肩胛背神经，第五、第六胸神经后支的肌支和相应肋间后动、静脉背侧支的分支或属支分布。
【操作】斜刺0.5~0.8寸。可灸。

膈俞 Geshu (BL17)

【定位】在背部，当第七胸椎棘突下，旁开1.5寸。
【局解】穴位层次结构依次为皮肤→皮下组织→斜方肌→背阔肌→竖脊肌。浅层布有第七、第八胸神经后支的内侧皮支及伴行的肋间后动、静脉。深层有副神经和肩胛背神经，第七、第八胸神经后支的肌支和相应肋间后动、静脉背侧支的分支或属支分布。
【操作】斜刺0.5寸~0.8寸。可灸。

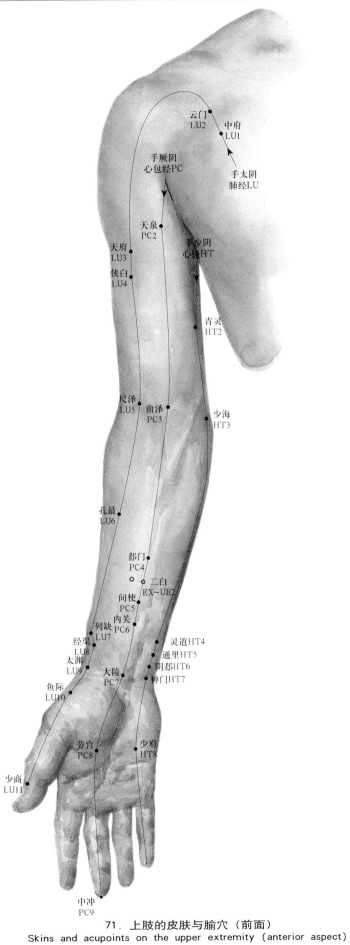

○ 四缝EX-UE10
○ 十宣EX-UE11

云门
LU2

中府
LU1

手厥阴
心包经PC

手太阴
肺经LU

天泉
PC2

天府
LU3

手少阴
心经HT

侠白
LU4

青灵
HT2

尺泽
LU5

曲泽
PC3

少海
HT3

孔最
LU6

郄门
PC4

二白
EX-UE2

间使
PC5

内关
PC6

列缺
LU7

灵道HT4

经渠
LU8

通里HT5

太渊
LU9

阴郄HT6

大陵
PC7

神门HT7

鱼际
LU10

劳宫
PC8

少府
HT8

少商
LU11

中冲
PC9

71. 上肢的皮肤与腧穴（前面）
Skins and acupoints on the upper extremity (anterior aspect)

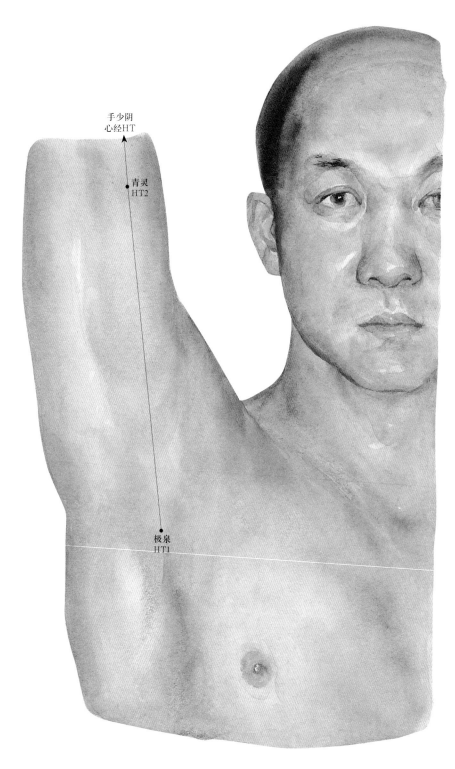

手少阴
心经HT

青灵
HT2

极泉
HT1

72. 手少阴心经极泉穴的定位
Location for Jiquan (HT1) from the heart meridian of hand—shaoyin

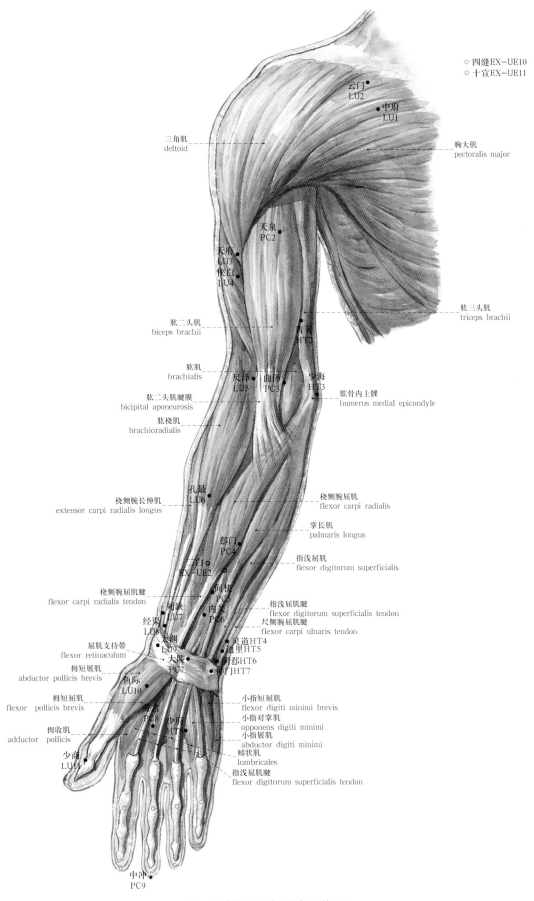

○ 四缝EX-UE10
○ 十宣EX-UE11

云门
LU2

中府
LU1

三角肌
deltoid

胸大肌
pectoralis major

天泉
PC2

天府
LU3
侠白
LU4

肱三头肌
triceps brachii

肱二头肌
biceps brachii

青灵
HT2

肱肌
brachialis

尺泽
LU5

曲泽
PC3

少海
HT3

肱骨内上髁
humerus medial epicondyle

肱二头肌腱膜
bicipital aponeurosis

肱桡肌
brachioradialis

孔最
LU6

桡侧腕屈肌
flexor carpi radialis

桡侧腕长伸肌
extensor carpi radialis longus

掌长肌
palmaris longus

郄门
PC4

指浅屈肌
flexor digitorum superficialis

三白
EX-UE2

桡侧腕屈肌腱
flexor carpi radialis tendon

间使
PC5

列缺
LU7

内关
PC6

指浅屈肌腱
flexor digitorum superficialis tendon

尺侧腕屈肌腱
flexor carpi ulnaris tendon

经渠
LU8

灵道HT4
通里HT5

屈肌支持带
flexor retinaculum

太渊
LU9

阴郄HT6

大陵
PC7

神门HT7

拇短展肌
abductor pollicis brevis

鱼际
LU10

小指短屈肌
flexor digiti minimi brevis

拇短屈肌
flexor pollicis brevis

劳宫
PC8

少府
HT8

小指对掌肌
opponens digiti minimi

拇收肌
adductor pollicis

小指展肌
abductor digiti minimi

蚓状肌
lumbricales

少商
LU11

指浅屈肌腱
flexor digitorum superficialis tendon

中冲
PC9

73. 上肢的肌肉与腧穴（前面）
Muscles and acupoints on the upper extremity (anterior aspect)

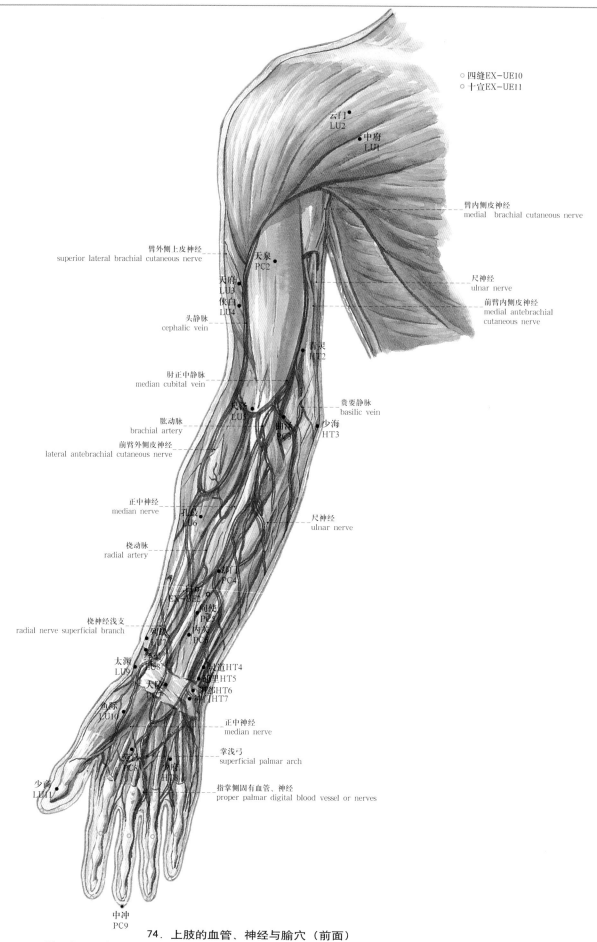

○ 四缝EX-UE10
○ 十宣EX-UE11

云门 LU2
中府 LU1

臂内侧皮神经
medial brachial cutaneous nerve

臂外侧上皮神经
superior lateral brachial cutaneous nerve

天泉 PC2

天府 LU3
侠白 LU4

尺神经
ulnar nerve

前臂内侧皮神经
medial antebrachial cutaneous nerve

头静脉
cephalic vein

青灵 HT2

肘正中静脉
median cubital vein

贵要静脉
basilic vein

天泽 LU5

尺泽 LU5

肱动脉
brachial artery

曲泽 PC3

少海 HT3

前臂外侧皮神经
lateral antebrachial cutaneous nerve

正中神经
median nerve

孔最 LU6

尺神经
ulnar nerve

桡动脉
radial artery

郄门 PC4

间使 EX-UE2

桡神经浅支
radial nerve superficial branch

间使 PC5

内关 PC6

列缺 LU7

灵道 HT4

太渊 LU9

经渠 LU8

通里 HT5
阴郄 HT6
神门 HT7

鱼际 LU10

大陵 PC7

正中神经
median nerve

掌浅弓
superficial palmar arch

劳宫 PC8

少府 HT8

指掌侧固有血管、神经
proper palmar digital blood vessel or nerves

少商 LU11

中冲 PC9

74. 上肢的血管、神经与腧穴（前面）
Blood vessels, nerves and acupoints on the upper extremity (anterior aspect)

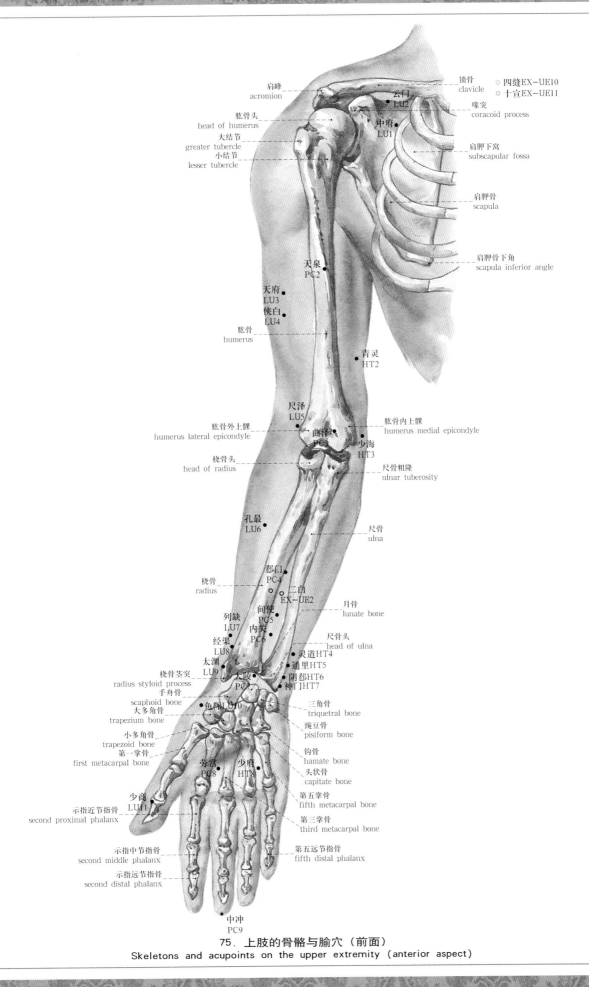

○ 四缝EX-UE10
○ 十宣EX-UE11

肩峰
acromion

锁骨
clavicle

云门
LU2

喙突
coracoid process

肱骨头
head of humerus

中府
LU1

大结节
greater tubercle

肩胛下窝
subscapular fossa

小结节
lesser tubercle

肩胛骨
scapula

天泉
PC2

肩胛骨下角
scapula inferior angle

天府
LU3

侠白
LU4

肱骨
humerus

青灵
HT2

尺泽
LU5

肱骨外上髁
humerus lateral epicondyle

肱骨内上髁
humerus medial epicondyle

曲泽
PC3

少海
HT3

桡骨头
head of radius

尺骨粗隆
ulnar tuberosity

孔最
LU6

尺骨
ulna

郄门
PC4

桡骨
radius

二白
EX-UE2

月骨
lunate bone

间使
PC5

列缺
LU7

内关
PC6

尺骨头
head of ulna

经渠
LU8

灵道HT4

太渊
LU9

通里HT5

桡骨茎突
radius styloid process

大陵
PC7

阴郄HT6

神门HT7

手舟骨
scaphoid bone

鱼际LU10

三角骨
triquetral bone

大多角骨
trapezium bone

豌豆骨
pisiform bone

小多角骨
trapezoid bone

钩骨
hamate bone

第一掌骨
first metacarpal bone

劳宫
PC8

少府
HT8

头状骨
capitate bone

少商
LU11

第五掌骨
fifth metacarpal bone

示指近节指骨
second proximal phalanx

第三掌骨
third metacarpal bone

示指中节指骨
second middle phalanx

第五远节指骨
fifth distal phalanx

示指远节指骨
second distal phalanx

中冲
PC9

75. 上肢的骨骼与腧穴（前面）
Skeletons and acupoints on the upper extremity (anterior aspect)

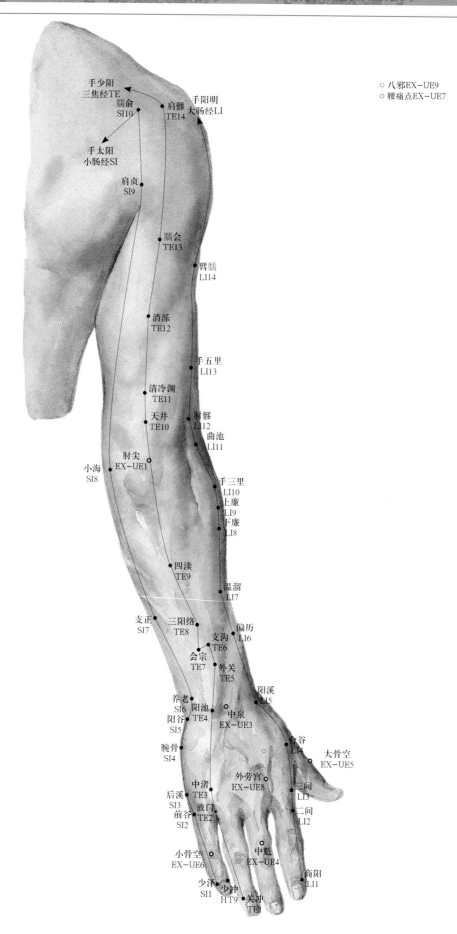

○ 八邪EX-UE9
○ 腰痛点EX-UE7

手少阳
三焦经TE
臑俞
SI10
肩髎
TE14
手阳明
大肠经LI
手太阳
小肠经SI
肩贞
SI9
臑会
TE13
臂臑
LI14
消泺
TE12
手五里
LI13
清冷渊
TE11
肘髎
LI12
天井
TE10
曲池
LI11
肘尖
EX-UE1
小海
SI8
手三里
LI10
上廉
LI9
下廉
LI8
四渎
TE9
温溜
LI7
支正
SI7
三阳络
TE8
偏历
LI6
支沟
TE6
会宗
TE7
外关
TE5
阳溪
LI5
养老
SI6
阳池
TE4
中泉
EX-UE3
阳谷
SI5
合谷
LI4
大骨空
EX-UE5
腕骨
SI4
外劳宫
EX-UE8
三间
LI3
中渚
TE3
后溪
SI3
液门
TE2
二间
LI2
前谷
SI2
小骨空
EX-UE6
中魁
EX-UE4
商阳
LI1
少泽
SI1
少冲
HT9
关冲
TE1

76. 上肢的皮肤与腧穴（后面）
Skins and acupoints on the upper extremity (posterior aspect)

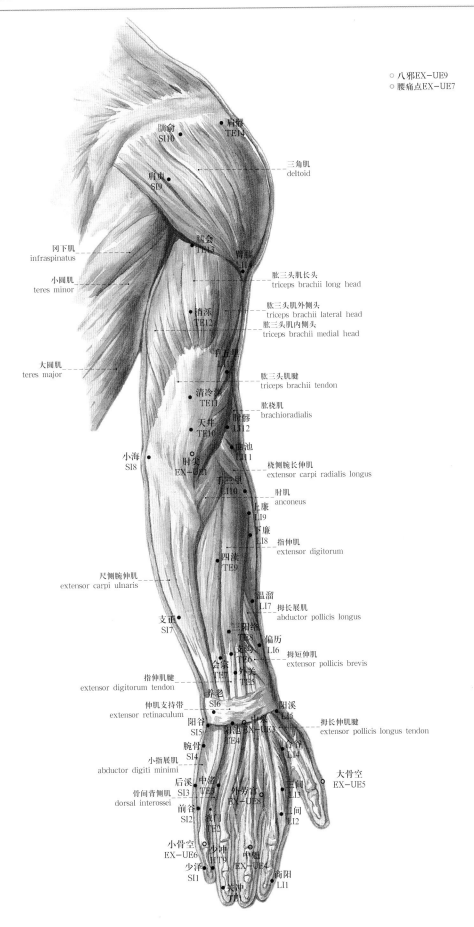

○ 八邪EX-UE9
○ 腰痛点EX-UE7

臑俞
SI10

肩髎
TE14

三角肌
deltoid

肩贞
SI9

臑会
TE13

臂臑
LI14

肱三头肌长头
triceps brachii long head

冈下肌
infraspinatus

小圆肌
teres minor

消泺
TE12

肱三头肌外侧头
triceps brachii lateral head

肱三头肌内侧头
triceps brachii medial head

手五里
LI13

肱三头肌腱
triceps brachii tendon

大圆肌
teres major

清冷渊
TE11

天井
TE10

肘髎
LI12

肱桡肌
brachioradialis

小海
SI8

肘尖
EX-UE1

曲池
LI11

桡侧腕长伸肌
extensor carpi radialis longus

手三里
LI10

肘肌
anconeus

上廉
LI9

下廉
LI8

指伸肌
extensor digitorum

尺侧腕伸肌
extensor carpi ulnaris

四渎
TE9

温溜
LI7

拇长展肌
abductor pollicis longus

支正
SI7

三阳络
TE8

偏历
LI6

会宗
TE7

拇短伸肌
extensor pollicis brevis

消泺
TE6

外关
TE5

指伸肌腱
extensor digitorum tendon

养老
SI6

阳溪
LI5

拇长伸肌腱
extensor pollicis longus tendon

伸肌支持带
extensor retinaculum

阳谷
SI5

阳池
TE4

中渚
EX-UE3

合谷
LI4

腕骨
SI4

大骨空
EX-UE5

小指展肌
abductor digiti minimi

后溪
SI3

中渚
TE3

外劳宫
EX-UE8

三间
LI3

骨间背侧肌
dorsal interossei

前谷
SI2

液门
TE2

二间
LI2

小骨空
EX-UE6

少冲
HT9

中魁
EX-UE4

商阳
LI1

少泽
SI1

关冲
TE1

77. 上肢的肌肉与腧穴（后面）
Muscles and acupoints on the upper extremity (posterior aspect)

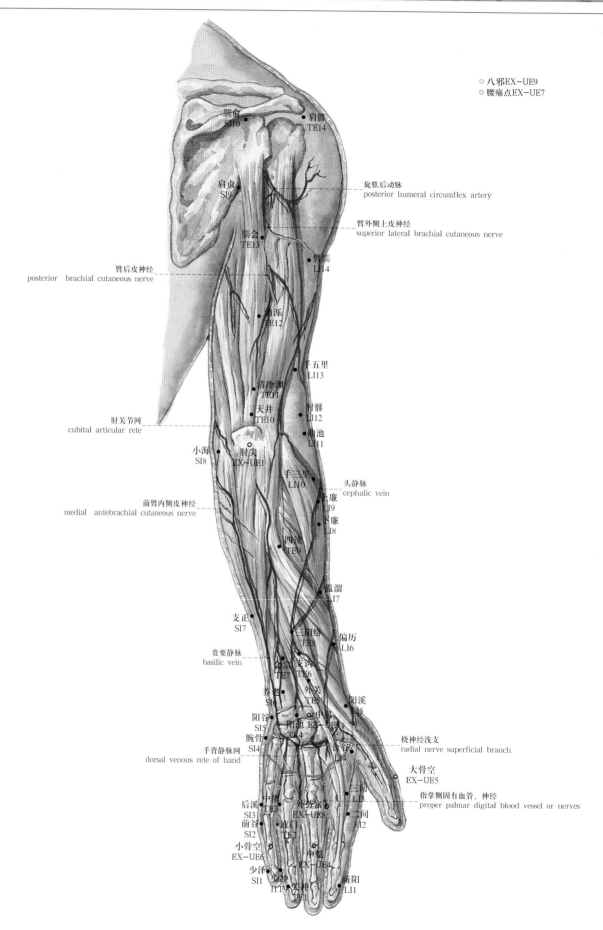

○ 八邪EX-UE9
○ 腰痛点EX-UE7

臑俞 SI10
肩髎 TE14
旋肱后动脉 posterior humeral circumflex artery
肩贞 SI9
臂外侧上皮神经 superior lateral brachial cutaneous nerve
臑会 TE13
臂臑 LI14
臂后皮神经 posterior brachial cutaneous nerve
消泺 TE12
手五里 LI13
清冷渊 TE11
天井 TE10
肘髎 LI12
曲池 LI11
肘关节网 cubital articular rete
小海 SI8
肘尖 EX-UE1
手三里 LI10
头静脉 cephalic vein
上廉 LI9
前臂内侧皮神经 medial antebrachial cutaneous nerve
下廉 LI8
四渎 TE9
温溜 LI7
支正 SI7
三阳络 TE8
偏历 LI6
贵要静脉 basilic vein
会宗 TE7
支沟 TE6
养老 SI6
外关 TE5
阳溪 LI5
阳谷 SI5
中渚 阳池 EX-UE4
TE4
桡神经浅支 radial nerve superficial branch
腕骨 SI4
手背静脉网 dorsal venous rete of hand
合谷 LI4
大骨空 EX-UE5
三间 LI3
指掌侧固有血管、神经 proper palmar digital blood vessel or nerves
后溪 SI3
中渚 TE3
外劳宫 EX-UE8
二间 LI2
前谷 SI2
液门 TE2
小骨空 EX-UE6
中魁 EX-UE4
少泽 SI1
少冲 HT9
关冲 TE1
商阳 LI1

78．上肢的血管、神经与腧穴（后面）
Blood vessels, nerves and acupoints on the upper extremity (posterior aspect)

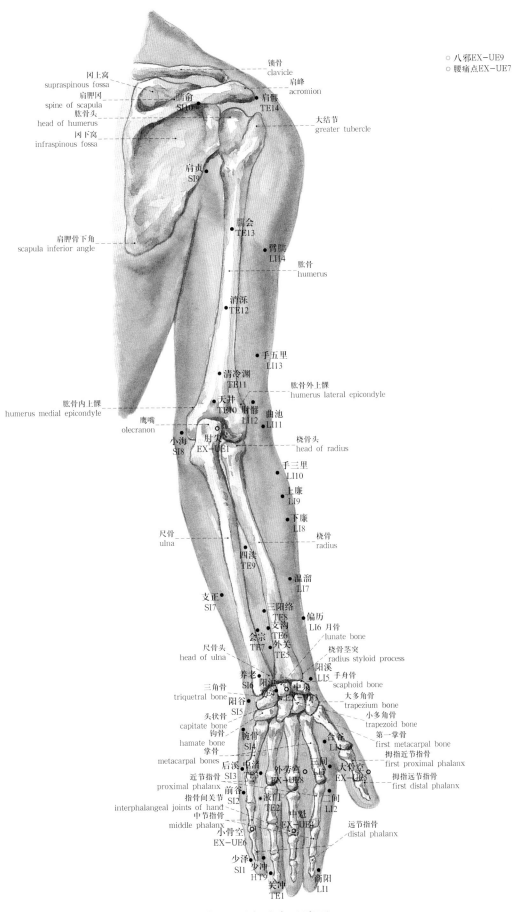

○ 八邪EX-UE9
○ 腰痛点EX-UE7

锁骨
clavicle

肩峰
acromion

冈上窝
supraspinous fossa

肩胛冈
spine of scapula

肱骨头
head of humerus

冈下窝
infraspinous fossa

臑俞
SI10

肩髎
TE14

大结节
greater tubercle

肩贞
SI9

臑会
TE13

臂臑
LI14

肱骨
humerus

消泺
TE12

手五里
LI13

肩胛骨下角
scapula inferior angle

清冷渊
TR11

天井
TE10

肱骨外上髁
humerus lateral epicondyle

肱骨内上髁
humerus medial epicondyle

鹰嘴
olecranon

肘髎
LI12

曲池
LI11

桡骨头
head of radius

小海
SI8

肘尖
EX-UE1

手三里
LI10

上廉
LI9

下廉
LI8

尺骨
ulna

桡骨
radius

四渎
TE9

温溜
LI7

支正
SI7

三阳络
TE8

偏历
LI6

月骨
lunate bone

支沟
TE6

会宗
TE7

外关
TE5

桡骨茎突
radius styloid process

尺骨头
head of ulna

阳溪
LI5

手舟骨
scaphoid bone

养老
SI6

阳池
TE4

中泉
EX-UE3

大多角骨
trapezium bone

三角骨
triquetral bone

阳谷
SI5

小多角骨
trapezoid bone

头状骨
capitate bone

腕骨
SI4

第一掌骨
first metacarpal bone

钩骨
hamate bone

合谷
LI4

拇指近节指骨
first proximal phalanx

掌骨
metacarpal bones

后溪
SI3

中渚
TE3

外劳宫
EX-UE8

三间
LI3

大骨空
EX-UE5

拇指远节指骨
first distal phalanx

近节指骨
proximal phalanx

前谷
SI2

液门
TE2

二间
LI2

指骨间关节
interphalangeal joints of hand

中魁
EX-UE4

远节指骨
distal phalanx

中节指骨
middle phalanx

小骨空
EX-UE6

少泽
SI1

少冲
HT9

关冲
TE1

商阳
LI1

79. 上肢的骨骼与腧穴（后面）
Skeletons and acupoints on the upper extremity (posterior aspect)

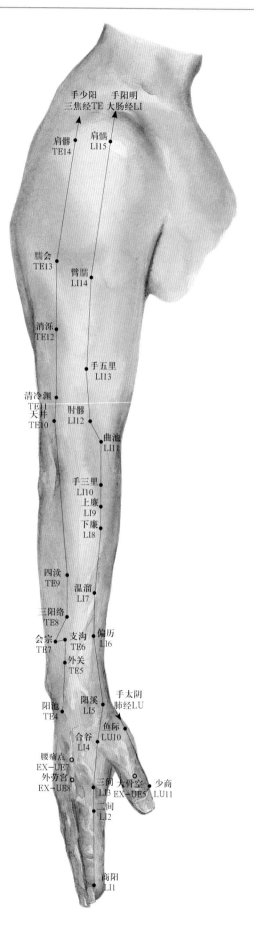

手少阳　手阳明
三焦经TE　大肠经LI

肩髎
TE14

肩髃
LI15

臑会
TE13

臂臑
LI14

消泺
TE12

手五里
LI13

清冷渊
TE11
天井
TE10

肘髎
LI12

曲池
LI11

手三里
LI10
上廉
LI9
下廉
LI8

四渎
TE9

温溜
LI7

三阳络
TE8

会宗
TE7

支沟
TE6

偏历
LI6

外关
TE5

手太阴
肺经LU

阳池
TE4

阳溪
LI5

鱼际
LU10

合谷
LI4

腰痛点
EX-UE7
外劳宫
EX-UE8

三间 大骨空 少商
LI3 EX-UE5 LU11

二间
LI2

商阳
LI1

80. 上肢的皮肤与腧穴（侧位）
Skins and acupoints on the upper extremity (lateral aspect)

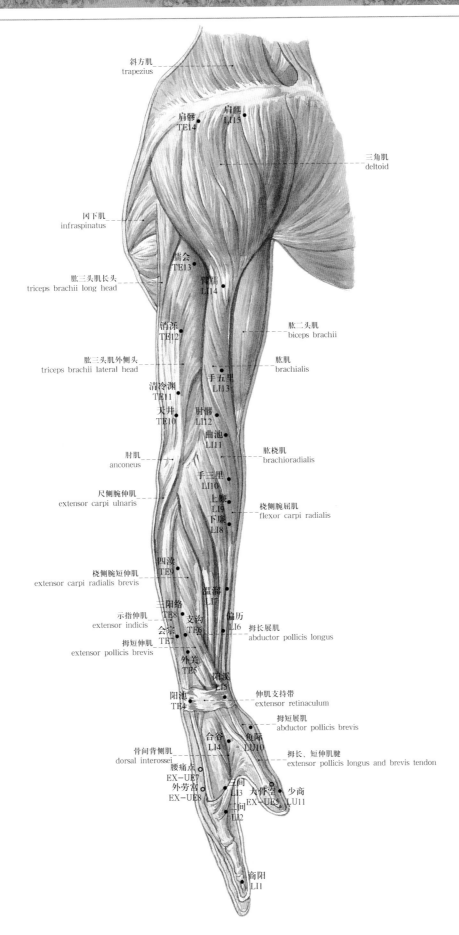

斜方肌
trapezius

肩髎
TE14

肩髃
LI15

三角肌
deltoid

冈下肌
infraspinatus

臑会
TE13

肱三头肌长头
triceps brachii long head

臂臑
LI14

消泺
TE12

肱二头肌
biceps brachii

肱三头肌外侧头
triceps brachii lateral head

肱肌
brachialis

手五里
LI13

清冷渊
TE11

天井
TE10

肘髎
LI12

曲池
LI11

肱桡肌
brachioradialis

肘肌
anconeus

手三里
LI10

尺侧腕伸肌
extensor carpi ulnaris

上廉
LI9

下廉
LI8

桡侧腕屈肌
flexor carpi radialis

桡侧腕短伸肌
extensor carpi radialis brevis

四渎
TE9

三阳络
TE8

温溜
LI7

示指伸肌
extensor indicis

支沟
TE6

偏历
LI6

拇长展肌
abductor pollicis longus

会宗
TE7

拇短伸肌
extensor pollicis brevis

外关
TE5

阳溪
LI5

伸肌支持带
extensor retinaculum

阳池
TE4

拇短展肌
abductor pollicis brevis

合谷
LI4

鱼际
LU10

骨间背侧肌
dorsal interossei

拇长、短伸肌腱
extensor pollicis longus and brevis tendon

腰痛点
EX-UE7

外劳宫
EX-UE8

三间
LI3

大骨空
EX-UE5

少商
LU11

二间
LI2

商阳
LI1

81. 上肢的肌肉与腧穴（侧面）
Muscles and acupoints on the upper extremity (lateral aspect)

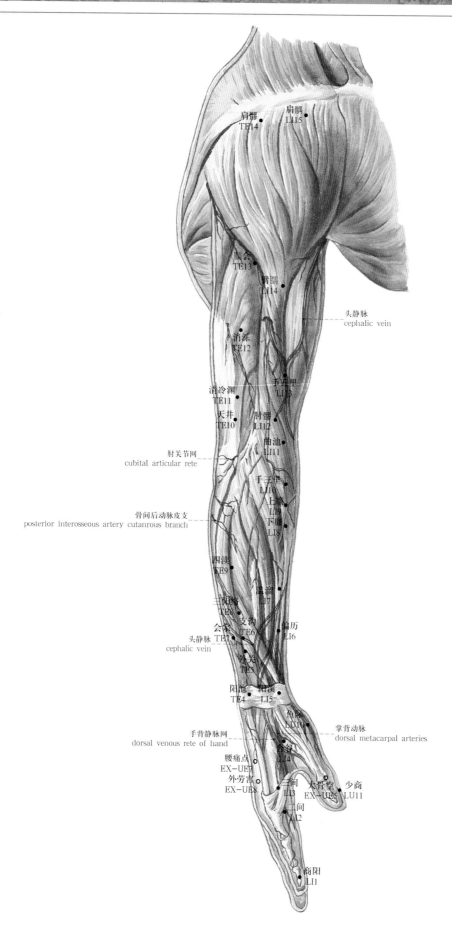

肩髎
TE14

肩髃
LI15

臑会
TE13

臂臑
LI14

头静脉
cephalic vein

消泺
TE12

手五里
LI13

清冷渊
TE11

天井
TE10

肘髎
LI12

曲池
LI11

肘关节网
cubital articular rete

手三里
LI10

上廉
LI9

下廉
LI8

骨间后动脉皮支
posterior interosseous artery cutanrous branch

四渎
TE9

温溜
TE7

三阳络
TE8

会宗
TE7

支沟
TE6

偏历
LI6

头静脉 TE5
cephalic vein

外关
TE5

阳池
TE4

阳溪
LI5

鱼际
LU10

掌背动脉
dorsal metacarpal arteries

手背静脉网
dorsal venous rete of hand

合谷
LI4

腰痛点
EX-UE7

外劳宫
EX-UE8

三间
LI3

大骨空
EX-UE5

少商
LU11

二间
LI2

商阳
LI1

82. 上肢的血管、神经与腧穴（侧面）
Blood vessels, nerves and acupoints on the upper extremity (lateral aspect)

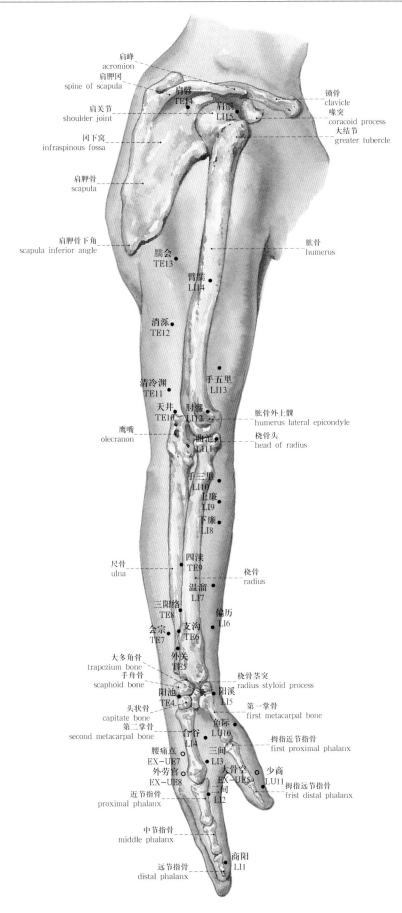

肩峰
acromion
肩胛冈
spine of scapula
肩髎
TE14
肩关节
shoulder joint
冈下窝
infraspinous fossa
肩胛骨
scapula
肩胛骨下角
scapula inferior angle
臑会
TE13
臂臑
LI14
消泺
TE12
清冷渊
TE11
天井
TE10
鹰嘴
olecranon
尺骨
ulna
三阳络
TE8
会宗
TE7
大多角骨
trapezium bone
手舟骨
scaphoid bone
阳池
TE4
头状骨
capitate bone
第二掌骨
second metacarpal bone
腰痛点
EX-UE7
外劳宫
EX-UE8
近节指骨
proximal phalanx
中节指骨
middle phalanx
远节指骨
distal phalanx

锁骨
clavicle
喙突
coracoid process
大结节
greater tubercle
肩髃
LI15
肱骨
humerus
手五里
LI13
肘髎
LI12
肱骨外上髁
humerus lateral epicondyle
曲池
LI11
桡骨头
head of radius
手三里
LI10
上廉
LI9
下廉
LI8
四渎
TE9
桡骨
radius
温溜
LI7
偏历
LI6
支沟
TE6
外关
TE5
桡骨茎突
radius styloid process
阳溪
LI5
第一掌骨
first metacarpal bone
鱼际
LU10
合谷
LI4
三间
LI3
大骨空
EX-UE5
少商
LU11
拇指近节指骨
first proximal phalanx
拇指远节指骨
frist distal phalanx
二间
LI2
商阳
LI1

83. 上肢的骨骼与腧穴（侧面）
Skeletons and acupoints on the upper extremity (lateral aspect)

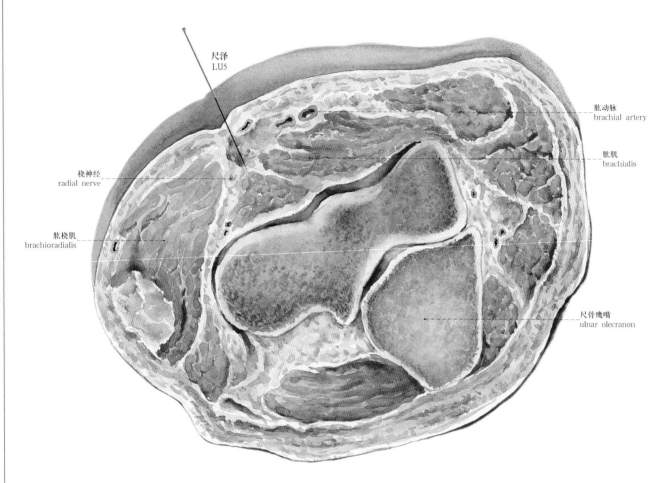

尺泽
LU5

桡神经
radial nerve

肱桡肌
brachioradialis

肱动脉
brachial artery

肱肌
brachialis

尺骨鹰嘴
ulnar olecranon

84. 左尺泽穴横切面
Transverse section of Chize (LU5, left)

尺泽 Chize (LU5)

【定位】微屈肘，在肘横纹上，肱二头肌腱的桡侧缘。
【局解】穴位层次结构依次为皮肤→皮下组织→肱桡肌→桡神经→肱肌。浅层布有头静脉、前臂外侧皮神经等。深层有桡神经干经过，并有桡神经深支，肌皮神经肌支，桡侧副动、静脉前支，桡侧返动、静脉等分布。
【操作】直刺0.5～1.0寸或点刺出血。可灸。

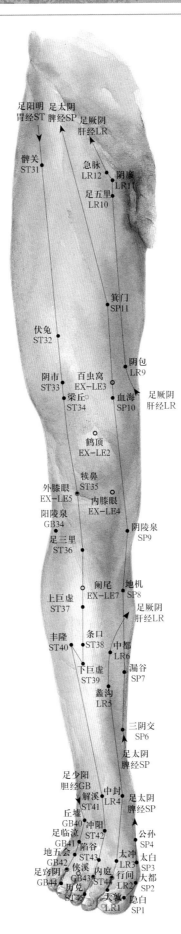

○ 髋骨EX-LE1
◐ 八风EX-LE10
○ 气端EX-LE12

足阳明 足太阴
胃经ST 脾经SP

足厥阴
肝经LR

髀关
ST31

急脉
LR12

阴廉
LR11

足五里
LR10

箕门
SP11

伏兔
ST32

阴包
LR9

阴市
ST33

百虫窝
EX-LE3

梁丘
ST34

血海
SP10

足厥阴
肝经LR

鹤顶
EX-LE2

犊鼻
ST35

外膝眼
EX-LE5

内膝眼
EX-LE4

阳陵泉
GB34

阴陵泉
SP9

足三里
ST36

阑尾
EX-LE7

地机
SP8

上巨虚
ST37

足厥阴
肝经LR

丰隆
ST40

条口
ST38

中都
LR6

漏谷
SP7

下巨虚
ST39

蠡沟
LR5

三阴交
SP6

足太阴
脾经SP

足少阳
胆经GB

中封
LR4

足太阴
脾经SP

解溪
ST41

丘墟
GB40

冲阳
ST42

公孙
SP4

足临泣
GB41

陷谷
ST43

太冲
LR3

太白
SP3

地五会
GB42

侠溪
GB43

内庭
ST44

行间
LR2

大都
SP2

足窍阴
GB44

历兑
ST45

隐白
SP1

大敦
LR1

85. 下肢的皮肤与腧穴（前面）
Skins and acupoints on the lower extremity (anterior aspect)

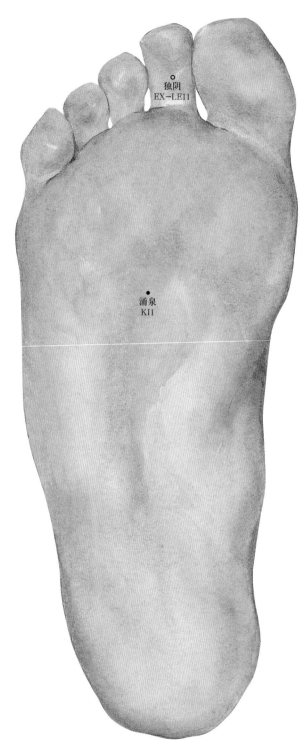

86. 足少阴肾经涌泉穴与经外奇穴独阴的定位
Locations for Yongquan (KI1) from KI and Duyin (EX—LE11) from the extraordinary acupoint

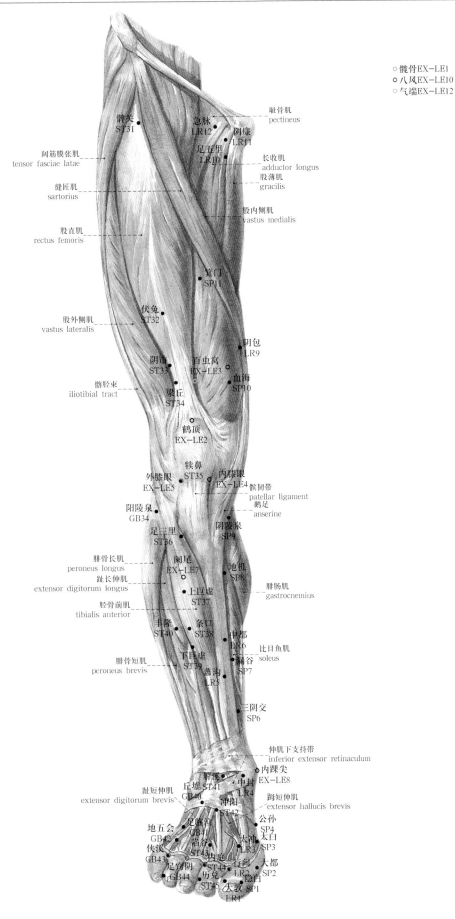

○ 髌骨EX-LE1
○ 八风EX-LE10
○ 气端EX-LE12

髀关
ST31

急脉
LR12

阴廉
LR11

耻骨肌
pectineus

足五里
LR10

阔筋膜张肌
tensor fasciae latae

缝匠肌
sartorius

长收肌
adductor longus

股薄肌
gracilis

股直肌
rectus femoris

股内侧肌
vastus medialis

箕门
SP11

伏兔
ST32

股外侧肌
vastus lateralis

阴包
LR9

阴市
ST33

百虫窝
EX-LE3

血海
SP10

髂胫束
iliotibial tract

梁丘
ST34

鹤顶
EX-LE2

犊鼻
ST35

外膝眼
EX-LE5

内膝眼
EX-LE4

髌韧带
patellar ligament

鹅足
anserine

阳陵泉
GB34

阴陵泉
SP9

足三里
ST36

地机
SP8

腓骨长肌
peroneus longus

阑尾
EX-LE7

趾长伸肌
extensor digitorum longus

腓肠肌
gastrocnemius

上巨虚
ST37

胫骨前肌
tibialis anterior

丰隆
ST40

条口
ST38

中都
LR6

比目鱼肌
soleus

腓骨短肌
peroneus brevis

下巨虚
ST39

漏谷
SP7

蠡沟
LR5

三阴交
SP6

伸肌下支持带
inferior extensor retinaculum

内踝尖
EX-LE8

解溪
ST41

丘墟
GB40

趾短伸肌
extensor digitorum brevis

中封
LR4

冲阳
ST42

公孙
SP4

跗短伸肌
extensor hallucis brevis

地五会
GB42

足临泣
GB41

大冲
LR3

太白
SP3

侠溪
GB43

陷谷
ST43

内庭
ST44

行间
LR2

大都
SP2

足窍阴
GB44

厉兑
ST45

隐白
SP1

大敦
LR1

87. 下肢的肌肉与腧穴（前面）
Muscles and acupoints on the lower extremity (anterior aspect)

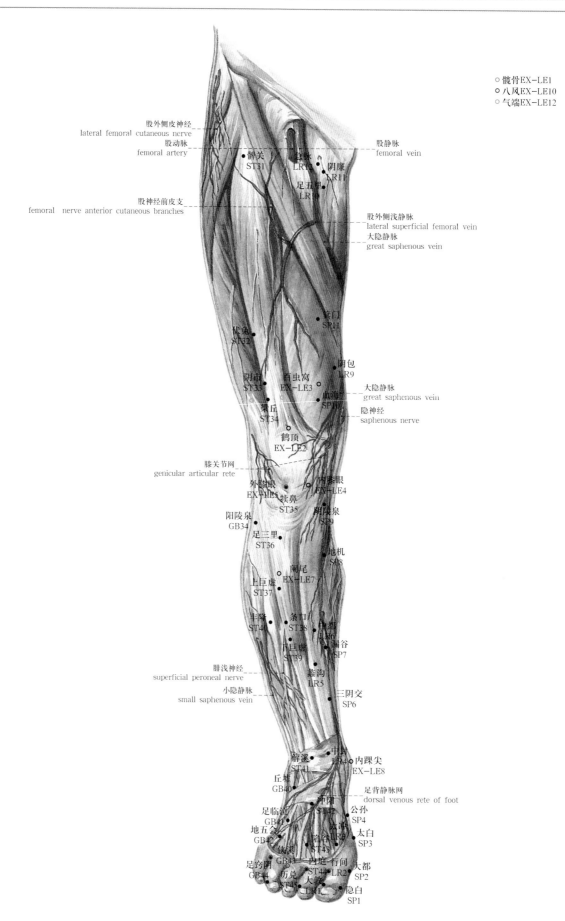

88. 下肢的血管、神经与腧穴（前面）
Blood vessels, nerves and acupoints on the lower extremity (anterior aspect)

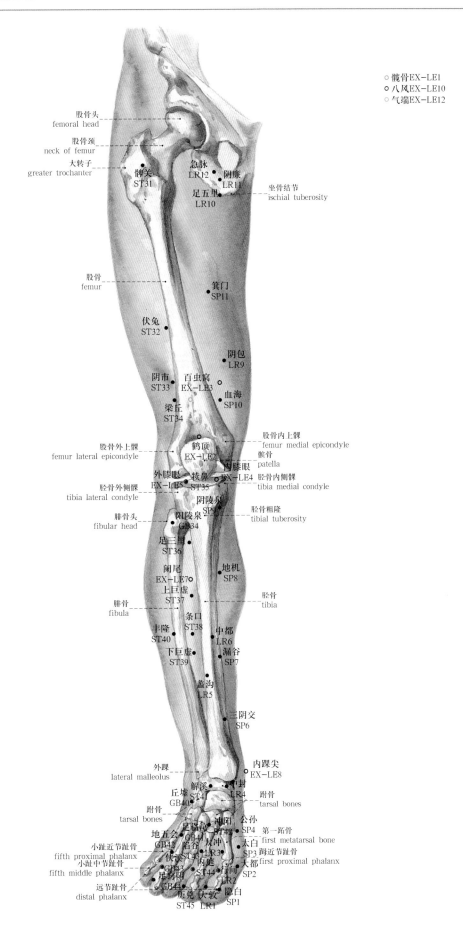

○ 髋骨EX-LE1
◑ 八风EX-LE10
□ 气端EX-LE12

股骨头
femoral head

股骨颈
neck of femur

大转子
greater trochanter

髀关
ST31

急脉
LR12

阴廉
LR11

足五里
LR10

坐骨结节
ischial tuberosity

股骨
femur

箕门
SP11

伏兔
ST32

阴包
LR9

阴市
ST33

百虫窝
EX-LE3

血海
SP10

梁丘
ST34

鹤顶
EX-LE2

股骨外上髁
femur lateral epicondyle

内膝眼
EX-LE4

股骨内上髁
femur medial epicondyle

髌骨
patella

外膝眼
EX-LE5

犊鼻
ST35

胫骨内侧髁
tibia medial condyle

胫骨外侧髁
tibia lateral condyle

阴陵泉
SP9

脛骨粗隆
tibial tuberosity

腓骨头
fibular head

阳陵泉
GB34

足三里
ST36

阑尾
EX-LE7

地机
SP8

上巨虚
ST37

胫骨
tibia

腓骨
fibula

条口
ST38

丰隆
ST40

中都
LR6

下巨虚
ST39

漏谷
SP7

蠡沟
LR5

三阴交
SP6

外踝
lateral malleolus

内踝尖
EX-LE8

解溪
ST41

中封
LR4

丘墟
GB40

跗骨
tarsal bones

跗骨
tarsal bones

冲阳
ST42

公孙
SP4

第一跖骨
first metatarsal bone

足临泣
GB41

地五会
GB42

陷谷
ST43

太冲
LR3

太白
SP3

跖近节趾骨
first proximal phalanx

小趾近节趾骨
fifth proximal phalanx

侠溪
GB43

内庭
ST44

大都
SP2

行间
LR2

小趾中节趾骨
fifth middle phalanx

足窍阴
GB44

厉兑
ST45

大敦
LR1

隐白
SP1

远节趾骨
distal phalanx

89. 下肢的骨骼与腧穴（前面）
Skeletons and acupoints on the lower extremity (anterior aspect)

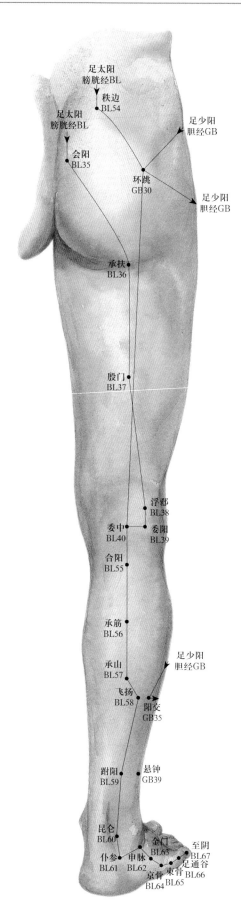

足太阳
膀胱经BL
秩边
BL54

足少阳
胆经GB

足太阳
膀胱经BL
会阳
BL35

环跳
GB30

足少阳
胆经GB

承扶
BL36

殷门
BL37

浮郄
BL38
委中　委阳
BL40　BL39

合阳
BL55

承筋
BL56

承山
BL57

足少阳
胆经GB

飞扬
BL58　阳交
GB35

跗阳　悬钟
BL59　GB39

昆仑
BL60　金门　至阴
BL63　BL67
仆参　申脉　足通谷
BL61　BL62　京骨　束骨　BL66
BL64　BL65

90. 下肢的皮肤与腧穴（后面）
Skins and acupoints on the lower extremity (posterior aspect)

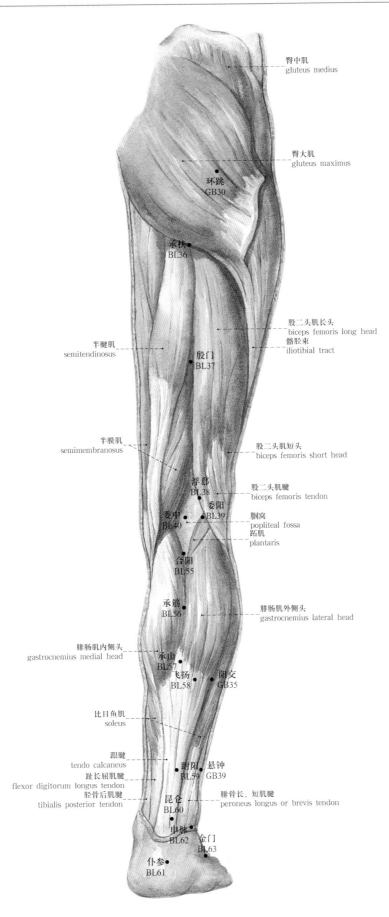

臀中肌
gluteus medius

臀大肌
gluteus maximus

环跳
GB30

承扶
BL36

股二头肌长头
biceps femoris long head
髂胫束
iliotibial tract

半腱肌
semitendinosus

股门
BL37

半膜肌
semimembranosus

股二头肌短头
biceps femoris short head

浮郄
BL38

股二头肌腱
biceps femoris tendon

委阳
BL39

委中
BL40

腘窝
popliteal fossa
跖肌
plantaris

合阳
BL55

承筋
BL56

腓肠肌外侧头
gastrocnemius lateral head

腓肠肌内侧头
gastrocnemius medial head

承山
BL57

飞扬
BL58

阳交
GB35

比目鱼肌
soleus

跟腱
tendo calcaneus

趾长屈肌腱
flexor digitorum longus tendon

胫骨后肌腱
tibialis posterior tendon

跗阳
BL59

悬钟
GB39

昆仑
BL60

腓骨长、短肌腱
peroneus longus or brevis tendon

申脉
BL62

金门
BL63

仆参
BL61

91. 下肢的肌肉与腧穴（后面）
Muscles and acupoints on the lower extremity (posterior aspect)

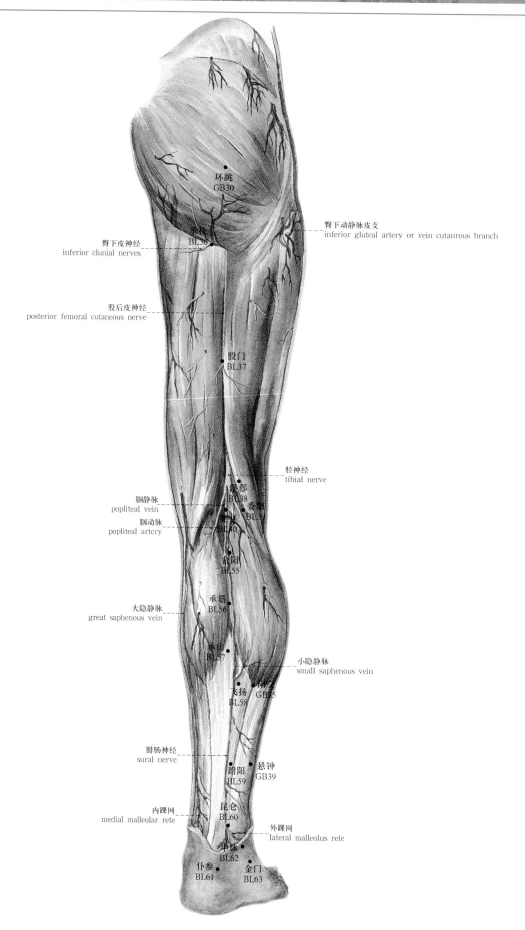

环跳
GB30

臀下动静脉皮支
inferior gluteal artery or vein cutanrous branch

臀下皮神经
inferior clunial nerves

承扶
BL36

股后皮神经
posterior femoral cutaneous nerve

股门
BL37

胫神经
tibial nerve

浮郄
BL38

委阳
BL39

腘静脉
popliteal vein

委中
BL40

腘动脉
popliteal artery

合阳
BL55

承筋
BL56

大隐静脉
great saphenous vein

小隐静脉
small saphenous vein

承山
BL57

附阳
GB35

飞扬
BL58

腓肠神经
sural nerve

跗阳
BL59

悬钟
GB39

内踝网
medial malleolar rete

昆仑
BL60

外踝网
lateral malleolus rete

申脉
BL62

仆参
BL61

金门
BL63

92. 下肢的血管、神经与腧穴（后面）
Blood vessels, nerves and acupoints on the lower extremity (posterior aspect)

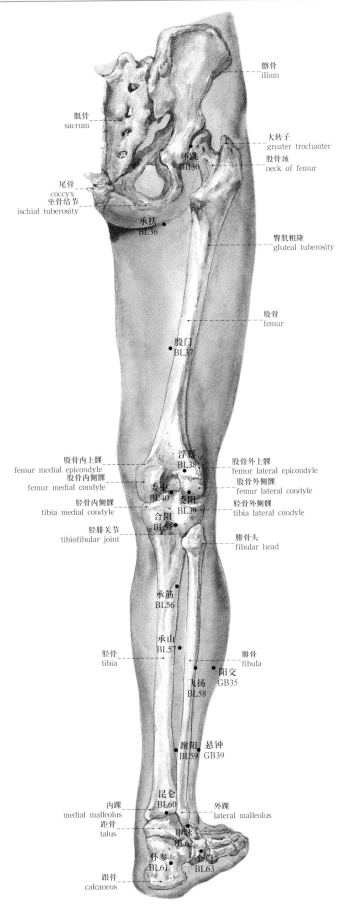

髂骨
ilium

骶骨
sacrum

大转子
greater trochanter

股骨颈
neck of femur

环跳
GB30

尾骨
coccyx

坐骨结节
ischial tuberosity

承扶
BL36

臀肌粗隆
gluteal tuberosity

股骨
femur

殷门
BL37

股骨内上髁
femur medial epicondyle

浮郄
BL38

股骨外上髁
femur lateral epicondyle

股骨内侧髁
femur medial condyle

股骨外侧髁
femur lateral condyle

委中
BL40

委阳
BL39

胫骨内侧髁
tibia medial condyle

胫骨外侧髁
tibia lateral condyle

合阳
BL55

胫腓关节
tibiofibular joint

腓骨头
fibular head

承筋
BL56

承山
BL57

胫骨
tibia

腓骨
fibula

阳交
GB35

飞扬
BL58

跗阳
BL59

悬钟
GB39

昆仑
BL60

内踝
medial malleolus

外踝
lateral malleolus

距骨
talus

申脉
BL62

仆参
BL61

金门
BL63

跟骨
calcaneus

93. 下肢的骨骼与腧穴（后面）
Skeletons and acupoints on the lower extremity (posterior aspect)

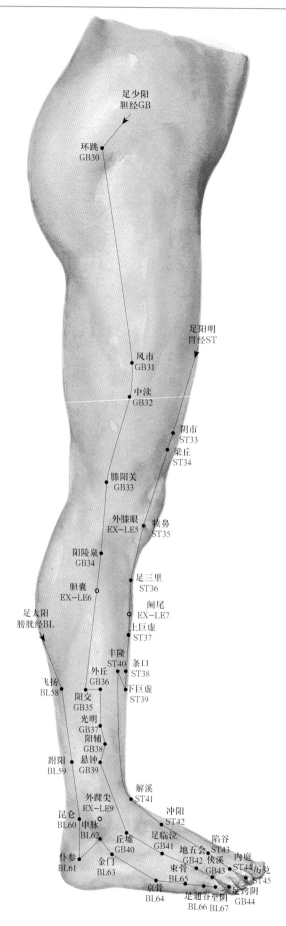

足少阳
胆经GB

环跳
GB30

足阳明
胃经ST

风市
GB31

中渎
GB32

阴市
ST33
梁丘
ST34

膝阳关
GB33

外膝眼
EX-LE5

犊鼻
ST35

阳陵泉
GB34

足三里
ST36

胆囊
EX-LE6

阑尾
EX-LE7

足太阳
膀胱经BL

上巨虚
ST37

丰隆
ST40

条口
ST38

外丘
GB36

下巨虚
ST39

飞扬
BL58

阳交
GB35

光明
GB37

阳辅
GB38

跗阳
BL59

悬钟
GB39

解溪
ST41

外踝尖
EX-LE9

冲阳
ST42

昆仑
BL60

申脉
BL62

丘墟
GB40

足临泣
GB41

陷谷
ST43

仆参
BL61

金门
BL63

地五会
GB42

侠溪
GB43

内庭
ST44

历兑
ST45

束骨
BL65

京骨
BL64

足通谷
BL66

至阴
BL67

足窍阴
GB44

94. 下肢的皮肤与腧穴 （外侧面）
Skins and acupoints on the lower extremity (lateral aspect)

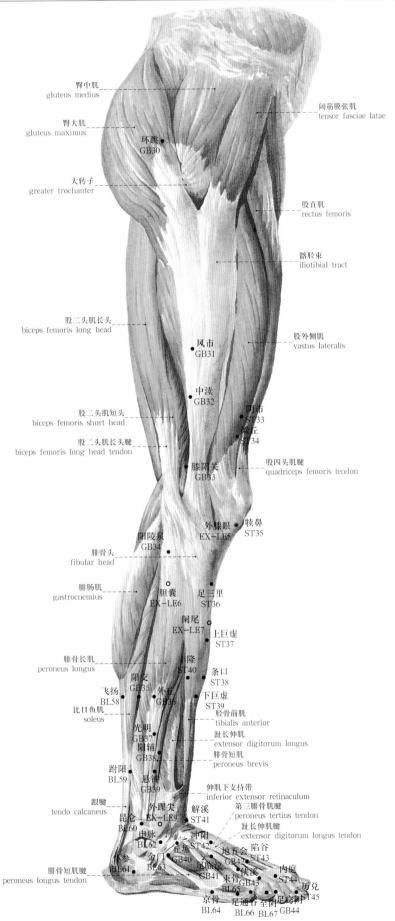

臀中肌
gluteus medius

阔筋膜张肌
tensor fasciae latae

臀大肌
gluteus maximus

环跳
GB30

大转子
greater trochanter

股直肌
rectus femoris

髂胫束
iliotibial tract

股二头肌长头
biceps femoris long head

风市
GB31

股外侧肌
vastus lateralis

中渎
GB32

阴市
ST33

股二头肌短头
biceps femoris short head

梁丘
ST34

股二头肌长头腱
biceps femoris long head tendon

膝阳关
GB33

股四头肌腱
quadriceps femoris tendon

外膝眼
EX-LE5

犊鼻
ST35

阳陵泉
GB34

腓骨头
fibular head

腓肠肌
gastrocnemius

胆囊
EX-LE6

足三里
ST36

阑尾
EX-LE7

上巨虚
ST37

腓骨长肌
peroneus longus

丰隆
ST40

条口
ST38

飞扬
BL58

阳交
GB35

外丘
GB36

下巨虚
ST39

比目鱼肌
soleus

胫骨前肌
tibialis anterior

光明
GB37

趾长伸肌
extensor digitorum longus

阴辅
GB38

腓骨短肌
peroneus brevis

跗阳
BL59

悬钟
GB39

伸肌下支持带
inferior extensor retinaculum

跟腱
tendo calcaneus

外踝尖
EX-LE9

解溪
ST41

第三腓骨肌腱
peroneus tertius tendon

昆仑
BL60

申脉
BL62

趾长伸肌腱
extensor digitorum longus tendon

冲阳
ST42

陷谷
ST43

金门
BL63

丘墟
GB40

地五会
ST43

仆参
BL61

足临泣
GB41

侠溪
GB43

内庭
ST44

腓骨短肌腱
peroneus longus tendon

束骨
BL65

厉兑
ST45

京骨
BL64

足通谷
BL66

至阴
BL67

足窍阴
GB44

95. 下肢的肌肉与腧穴（外侧面）
Muscles and acupoints on the lower extremity (lateral aspect)

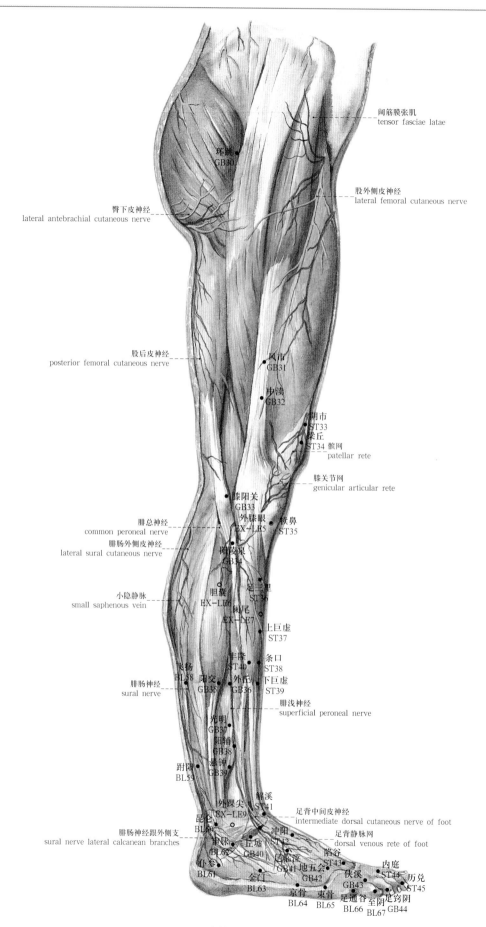

阔筋膜张肌
tensor fasciae latae

环跳
GB30

股外侧皮神经
lateral femoral cutaneous nerve

臀下皮神经
lateral antebrachial cutaneous nerve

股后皮神经
posterior femoral cutaneous nerve

风市
GB31

中渎
GB32

阴市
ST33
梁丘
ST34 髌网
patellar rete

膝关节网
genicular articular rete

膝阳关
GB33
外膝眼
EX-LE5 犊鼻
ST35

腓总神经
common peroneal nerve

腓肠外侧皮神经
lateral sural cutaneous nerve

阳陵泉
GB34

小隐静脉
small saphenous vein

胆囊
EX-LE6
阑尾
EX-LE7

足三里
ST36

上巨虚
ST37

飞扬
BL58

丰隆
ST40
阳交
GB35

条口
ST38
外丘
GB36

下巨虚
ST39

腓肠神经
sural nerve

腓浅神经
superficial peroneal nerve

光明
GB37
阳辅
GB38
悬钟
GB39

跗阳
BL59

解溪
ST41

外踝尖
EX-LE9
昆仑
BL60

足背中间皮神经
intermediate dorsal cutaneous nerve of foot

足背静脉网
dorsal venous rete of foot

腓肠神经跟外侧支
sural nerve lateral calcanean branches

冲阳
ST42

申脉
BL62
仆参
BL61

丘墟
GB40

陷谷
ST43

金门
BL63

足临泣
GB41 地五会
GB42

内庭
ST44
侠溪
GB43

厉兑
ST45

京骨
BL64 束骨
BL65

足通谷
BL66 至阴
BL67 足窍阴
GB44

96. 下肢的血管、神经与腧穴（外侧面）
Blood vessels, nerves and acupoints on the lower extremity (lateral aspect)

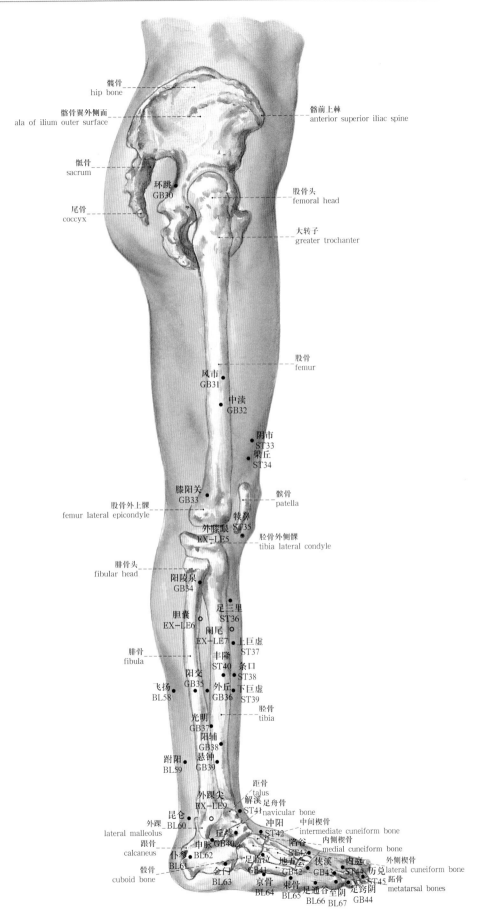

97. 下肢的骨骼与腧穴（外侧面）
Skeletons and acupoints on the lower extremity (lateral aspect)

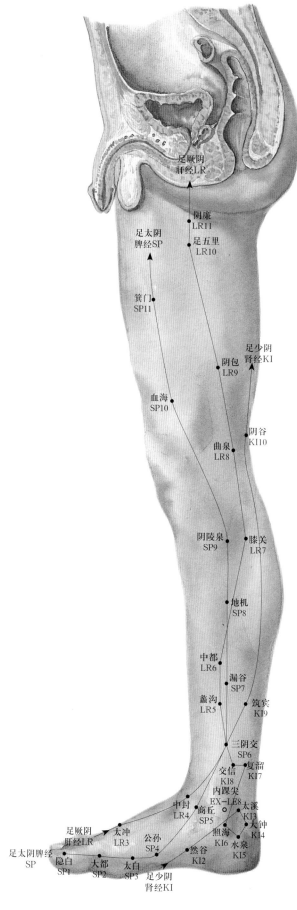

98. 下肢的皮肤与腧穴（内侧面）
Skins and acupoints on the lower extremity (medial aspect)

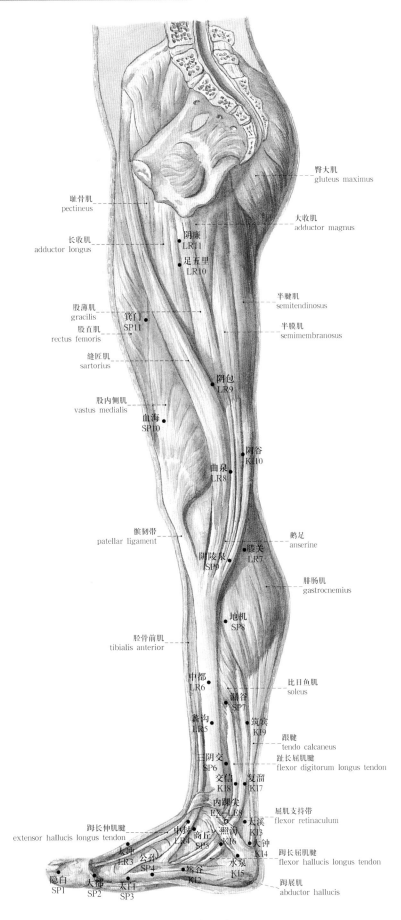

臀大肌
gluteus maximus

耻骨肌
pectineus

大收肌
adductor magnus

长收肌
adductor longus

阴廉
LR11

足五里
LR10

半腱肌
semitendinosus

股薄肌
gracilis

箕门
SP11

半膜肌
semimembranosus

股直肌
rectus femoris

缝匠肌
sartorius

阴包
LR9

股内侧肌
vastus medialis

血海
SP10

阴谷
KI10

曲泉
LR8

髌韧带
patellar ligament

鹅足
anserine

阴陵泉
SP9

膝关
LR7

腓肠肌
gastrocnemius

地机
SP8

胫骨前肌
tibialis anterior

中都
LR6

比目鱼肌
soleus

漏谷
SP7

蠡沟
LR5

筑宾
KI9

跟腱
tendo calcaneus

三阴交
SP6

趾长屈肌腱
flexor digitorum longus tendon

交信
KI8

复溜
KI7

内踝尖
EX-LE8

屈肌支持带
flexor retinaculum

太溪
KI3

照海
KI6

大钟
KI14

拇长伸肌腱
extensor hallucis longus tendon

中封
LR4

商丘
SP5

太冲
LR3

公孙
SP4

水泉
KI5

蹈长屈肌腱
flexor hallucis longus tendon

隐白
SP1

大都
SP2

太白
SP3

然谷
KI2

跗展肌
abductor hallucis

99. 下肢的肌肉与腧穴（内侧面）
Muscles and acupoints on the lower extremity (medial aspect)

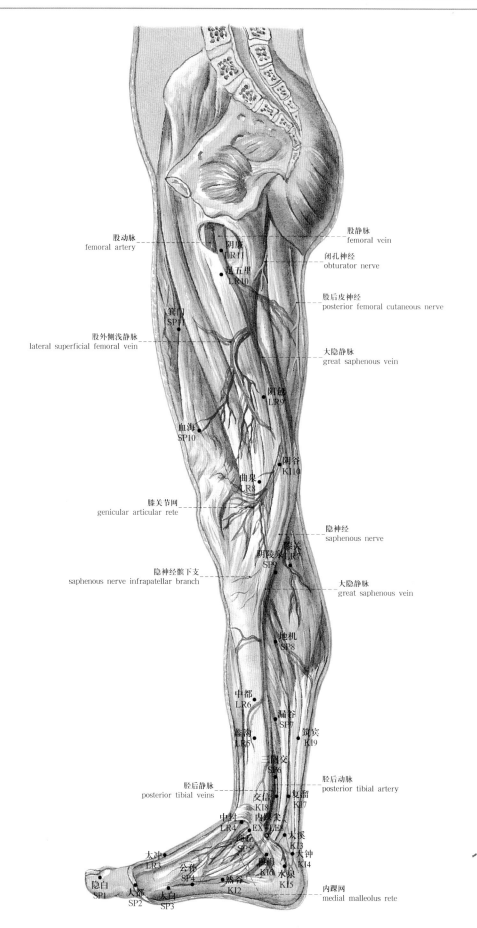

股动脉
femoral artery

股静脉
femoral vein

阴廉
LR11

闭孔神经
obturator nerve

足五里
LR10

股后皮神经
posterior femoral cutaneous nerve

箕门
SP11

股外侧浅静脉
lateral superficial femoral vein

大隐静脉
great saphenous vein

阴包
LR9

血海
SP10

阴谷
KI10

曲泉
LR8

膝关节网
genicular articular rete

隐神经
saphenous nerve

膝关
阴陵泉
SP9

隐神经髌下支
saphenous nerve infrapatellar branch

大隐静脉
great saphenous vein

地机
SP8

中都
LR6

漏谷
SP7

蠡沟
LR5

筑宾
KI9

三阴交
SP6

胫后静脉
posterior tibial veins

胫后动脉
posterior tibial artery

交信
KI8

复溜
KI7

中封
LR4

内踝尖
EX-LE8

太溪
KI3

太冲
LR3

照海
SP5

大钟
KI4

公孙
SP4

照海
KI6

水泉
KI5

隐白
SP1

大都
SP2

太白
SP3

然谷
KI2

内踝网
medial malleolus rete

100. 下肢的血管、神经与腧穴（内侧面）
Blood vessels, nerves and acupoints on the lower extremity (medial aspect)

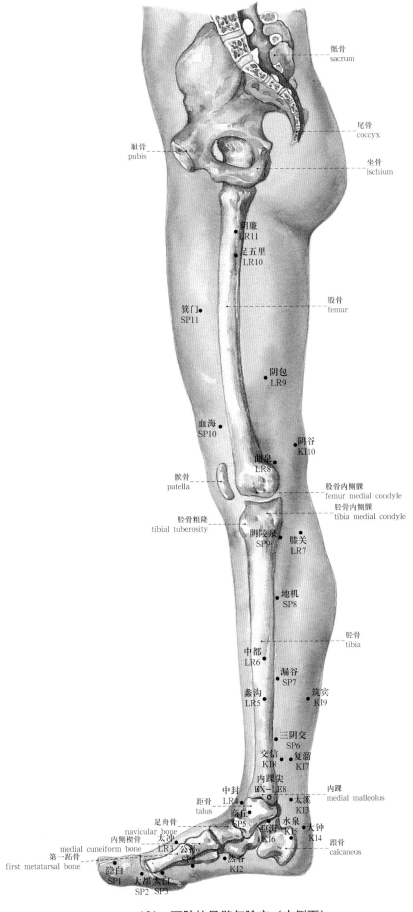

骶骨
sacrum

尾骨
coccyx

耻骨
pubis

坐骨
ischium

阴廉
LR11

足五里
LR10

股骨
femur

箕门
SP11

阴包
LR9

血海
SP10

阴谷
KI10

曲泉
LR8

股骨内侧髁
femur medial condyle

髌骨
patella

胫骨内侧髁
tibia medial condyle

胫骨粗隆
tibial tuberosity

阴陵泉
SP9

膝关
LR7

地机
SP8

胫骨
tibia

中都
LR6

漏谷
SP7

蠡沟
LR5

筑宾
KI9

三阴交
SP6

交信
KI8

复溜
KI7

内踝尖
EX-LE8

内踝
medial malleolus

中封
LR4

距骨
talus

太溪
KI3

足舟骨
navicular bone

商丘
SP5

水泉
KI5

大钟
KI4

内侧楔骨
medial cuneiform bone

太冲
LR3

照海
KI6

跟骨
calcaneus

第一跖骨
first metatarsal bone

公孙
SP4

然谷
KI2

隐白
SP1

大都 太白
SP2 SP3

101．下肢的骨骼与腧穴（内侧面）
Skeletons and acupoints on the lower extremity (medial aspect)

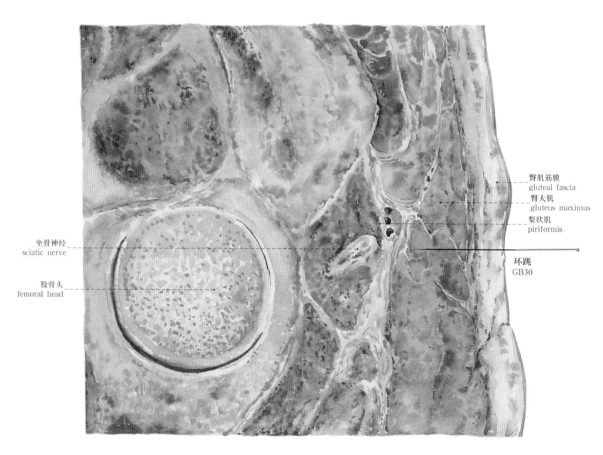

臀肌筋膜
gluteal fascia
臀大肌
gluteus maximus
梨状肌
piriformis

坐骨神经
sciatic nerve

股骨头
femoral head

环跳
GB30

102．环跳穴横切面
Transverse section of Huantiao (GB30)

环跳 Huantiao (GB30)

【定位】在股外侧部，侧卧屈膝，股骨大转子最凸点与骶管裂孔连线的外1／3与内2／3交界处。

【局解】穴位层次结构依次为皮肤→皮下组织→臀大肌→坐骨神经→股方肌。在臀大肌、梨状肌下缘，浅层布有臀下皮神经和髂腹
下神经、臀上皮神经和股外侧皮神经。深层有坐骨神经干经过，并有臀下神经、股后皮神经和臀下动、静脉等分布。

【操作】直刺2.0～3.0寸。可灸。

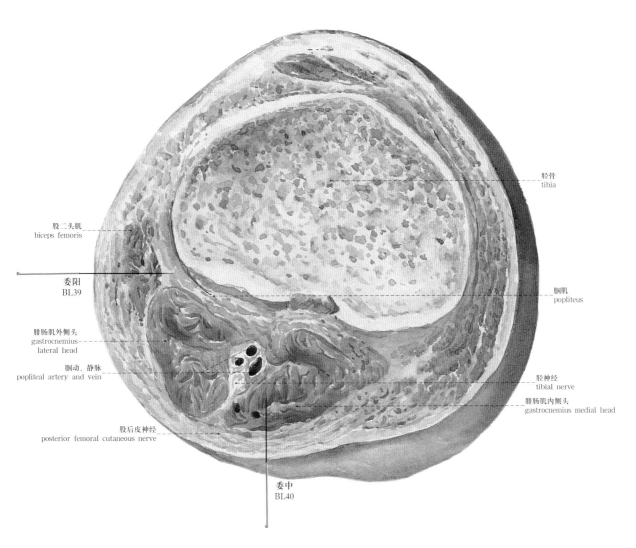

股二头肌
biceps femoris

委阳
BL39

腓肠肌外侧头
gastrocnemius
lateral head

腘动、静脉
popliteal artery and vein

股后皮神经
posterior femoral cutaneous nerve

胫骨
tibia

腘肌
popliteus

胫神经
tibial nerve

腓肠肌内侧头
gastrocnemius medial head

委中
BL40

103. 左委阳穴、委中穴横切面
Transverse section of Weiyang (BL39, left) and Weizhong (BL40, left)

委阳　Weiyang（BL39）

【定位】在腘横纹外侧端，当股二头肌腱的内侧。
【局解】穴位层次结构依次为皮肤→皮下组织→股二头肌→腓肠肌外侧头→腘肌起始腱和腘肌。浅层有股后皮神经分布。深层有胫
　　　　神经分支和膝上外动脉分支分布，腓总神经干经过和腓肠外侧皮神经分布。
【操作】直刺 0.5～1.0 寸。可灸。

委中　Weizhong（BL40）

【定位】当腘窝横纹中央，于股二头肌腱与半腱肌腱的中间，俯卧屈膝取穴。
【局解】穴位层次结构依次为皮肤→皮下组织→腓肠肌内、外侧头之间。浅层有股后皮神经和小隐静脉分布。深层有腓肠内侧皮神
　　　　经起始端，胫神经干，动、静脉和腓肠动脉等经过。
【操作】直刺0.5～1.0寸或三棱针点刺出血。可灸。

常用骨度分寸表
The table of standards for commonly-used bone-length measurement (cun)

部位	起止点	折量（寸）	度量法	说　明
头部	前发际至后发际	12	直	如前发际不明，从眉心至大椎穴可作18寸，眉心至前发际可作3寸，大椎穴至后发际可作3寸
	前额两发角之间	9	横	用于量头部的横寸
	耳后两完骨(乳突)之间	9	横	
胸腹部	天突至歧骨(胸剑联合)	9	直	胸部与胁肋部取穴直寸，一般根据肋骨计算，每一肋骨折作1.6寸(天突穴至璇玑穴可作1寸；璇玑穴至中庭穴，各穴间可作1.6寸计算)
	歧骨至脐中	8	直	
	脐中至横骨上廉(耻骨联合上缘)	5	直	
	两乳头之间	8	横	胸腹部取穴横寸，可根据两乳头间的距离折量，女性可用锁骨中线代替
背腰部	大椎以下至尾骶	21椎	直	背腰部腧穴以脊椎棘突标志作为定位依据
	肩胛骨内缘至脊椎	3	横	
身侧部	腋以下至季胁	12	直	季胁指第十一肋端下方
	季胁以下至髀枢	9	直	髀枢指股骨大转子高点
上肢部	腋前纹头(腋前皱襞)至肘横纹	9	直	用于手三阴、手三阳经骨度分寸
	肘横纹至腕横纹	12	直	
下肢部	横骨上廉至内辅骨上廉	18	直	内辅骨上指股骨内侧髁
	内辅骨下廉至内踝尖	13	直	内辅骨下指胫骨内侧髁
	髀枢至膝中	19	直	膝中的水平线，前平膝盖下缘，后平腘横纹，屈膝时可平犊鼻穴
	臀横纹至膝中	14	直	
	膝中至外踝尖	16	直	内踝尖指内踝向内的凸起处
	外踝尖至足底	3	直	外踝尖指外踝向外的凸起处

人体腧穴一览表
The table of acupoints on the human body

	手太阴肺经腧穴 Acupoints on the lung meridian of hand—taiyin				
穴名	国际标准 穴名	定位	主治	刺灸法	备注
中府	LU1	在胸前壁外上方，云门穴下1寸，平第一肋间隙，距前正中线6寸	咳嗽，气喘，喉痹，胸中烦闷，胸痛	向外斜刺或平刺0.5~0.8寸，不可向内深刺，以免伤及内脏。可灸	
云门	LU2	在胸前壁外上方，肩胛骨喙突上方，锁骨下窝凹陷处，距前正中线6寸	咳嗽，气喘，胸中烦热，胸痛，喉痹，瘿气，肋间神经痛，肩臂痛	向外斜刺0.5~0.8寸，不可向内深刺，以免伤及肺脏。可灸	
天府	LU3	在臂内侧面，肱二头肌腱桡侧缘，腋前纹头下3寸处	咳嗽，气喘，吐血，鼻衄，瘿气，肩及上肢内侧疼痛	直刺0.5~1.0寸。可灸	
侠白	LU4	在臂内侧面，肱二头肌桡侧缘，腋前纹头下4寸处或肘横纹上5寸处	上臂内侧痛，咳嗽，气喘，鼻衄	直刺0.5~1.0寸。可灸	
尺泽	LU5	微屈肘，在肘横纹上，肱二头肌腱的桡侧缘	咳嗽，咯血、潮热，咽喉肿痛，胸部胀满，气喘，小儿惊风，肘臂挛痛，急性吐泻，丹毒	直刺0.5~1.0寸或点刺出血。可灸	合穴
孔最	LU6	前臂掌面桡侧，当太渊穴与尺泽穴的连线上，腕横纹上7寸处	咳嗽，气喘，咯血，咽喉肿痛，肘臂挛痛，痔疾，热病无汗，头痛	直刺0.5~1.0寸。可灸	郄穴
列缺	LU7	桡骨茎突上方，腕横纹上1.5寸，侧掌取穴，当肱桡肌与拇长展肌之间	咳嗽，气喘，咽喉肿痛，半身不遂，牙痛，鼻衄，口㖞，偏正头痛，惊痫，项强	向上斜刺0.3~0.5寸。可灸	络穴；八脉交会穴，通任脉
经渠	LU8	仰掌，在腕横纹上1寸，当桡骨茎突内侧与桡动脉之间凹陷处	咳嗽，气喘，胸部胀满，喉痹，掌中热，手腕痛	避开桡动脉，直刺0.2~0.3寸。禁灸	经穴
太渊	LU9	掌侧腕横纹上，桡动脉桡侧凹陷处	咳嗽，咯血，气喘，咽喉肿痛，心悸，无脉证	直刺0.2~0.3寸。可灸	输穴；原穴，八会穴，脉会
鱼际	LU10	仰掌，在第一掌指关节后，掌骨中点桡侧，赤白肉际处	咳嗽，咯血，咽干，喉痹，失音，身热，乳痈，肘挛，掌心热	直刺0.5~0.8寸。可灸	荥穴
少商	LU11	拇指桡侧，指甲角旁0.1寸	中风昏迷，中暑呕吐，热病，小儿惊风，癫狂，咽喉肿痛，咳嗽，气喘，鼻衄，指腕痉挛	浅刺0.1~0.2寸或用三棱针点刺出血。可灸	井穴
	手厥阴心包经腧穴 Acupoints on the pericardium meridian of hand—jueyin				
穴名	国际标准 穴名	定位	主治	刺灸法	备注
天池	PC1	在胸部，当第四肋间隙，乳头外1寸，前正中线旁开5寸	胸闷，咳嗽，喘息，乳病，胁痛，腋下肿痛，瘰疬	斜刺或平刺0.3~0.5寸，不可深刺，以免伤及内脏。可灸	
天泉	PC2	在臂内侧，当腋前纹头下2寸，肱二头肌的长、短头之间	心痛，心悸，胸胁胀满，咳嗽，前臂内侧痛	直刺0.5~0.8寸。可灸	

续表

穴名	国际标准穴名	定位	主治	刺灸法	备注
曲泽	PC3	在肘横纹上，肱二头肌腱尺侧缘，伸臂仰掌微屈肘取穴	胃痛，急性吐泻，高热，心痛，心悸，肘臂疼痛	直刺1.0～1.5寸或用三棱针点刺出血。可灸	合穴
郄门	PC4	在前臂掌侧，当曲泽穴与大陵穴的连线上，腕横纹上5寸，当掌长肌腱与桡侧腕屈肌肌腱之间	心痛，心悸，呕血，咯血，疔疮，癫痫	直刺0.5～1.0寸。可灸	郄穴
间使	PC5	在前臂掌侧，当曲泽穴与大陵穴的连线上，腕横纹上3寸，掌长肌腱与桡侧腕屈肌肌腱之间	心痛，心悸，癫狂，痫证，热病，烦躁，胃痛，呕吐，肘臂挛痛	直刺0.5～1.0寸。可灸	经穴
内关	PC6	在前臂掌侧，当曲泽穴与大陵穴的连线上，腕横纹上2寸，当掌长肌腱与桡侧腕屈肌肌腱之间	心痛，心悸，失眠，癫狂，痫证，郁证，胸痛，胃痛，呕吐，呃逆，眩晕，哮喘，偏头痛，热病，产后血晕，肘臂挛痛，对心率的双向调整作用	直刺0.5～1.0寸。可灸	络穴；八脉交会穴，通阴维脉
大陵	PC7	在腕横纹的中点处，当掌长肌腱与桡侧腕屈肌肌腱之间	手腕痹痛，腕下垂，心痛，心悸，胸胁痛，胃痛，呕吐，癫狂，痫证，足跟痛	直刺0.3～0.5寸。可灸	输穴；原穴
劳宫	PC8	在手掌心，当第二、第三掌骨之间偏于第三掌骨，握拳屈指时中指尖处	鹅掌风，口疮，口臭，鼻衄，中风昏迷，心痛，呕吐，中暑	直刺0.3～0.5寸。可灸	荥穴
中冲	PC9	手中指尖端中央	中风昏迷，中暑，昏厥，小儿惊风，舌下肿痛，舌强不语，热病	浅刺0.1寸或用三棱针点刺出血。可灸	井穴

手少阴心经腧穴
Acupoints on the heart meridian of hand-shaoyin

穴名	国际标准穴名	定位	主治	刺灸法	备注
极泉	HT1	上臂外展，在腋窝顶点，当腋动脉搏动处	心痛，心悸，胁痛，瘰疬，肘臂挛痛，上肢不遂	直刺0.5～0.8寸。可灸	
青灵	HT2	在臂内侧，当极泉穴与少海穴的连线上，肘横纹上3寸，肱二头肌的内侧沟中	心痛，胁痛，肩臂痛，目视不明	直刺0.5～1.0寸。可灸	
少海	HT3	屈肘呈直角，在肘横纹尺侧端与肱骨内上髁之间凹陷处	心痛，癫狂，痫证，失眠，癔病，瘰疬，手臂麻木	直刺0.5～1.0寸。可灸	合穴
灵道	HT4	在前臂掌侧，当尺侧腕屈肌腱的桡侧缘，腕横纹上1.5寸	心痛，心悸，怔忡，头昏目眩，暴暗，舌强，手指麻木	直刺0.3～0.5寸。可灸	经穴
通里	HT5	在前臂掌侧，当尺侧腕屈肌腱的桡侧缘，腕横纹上1寸	暴暗，舌强不语，胸臂痛，心悸，怔忡	直刺0.3～0.5寸。可灸	络穴
阴郄	HT6	在前臂掌侧，当尺侧腕屈肌腱的桡侧缘，腕横纹上0.5寸	心痛，惊悸，骨蒸盗汗，吐血，衄血，暴暗	直刺0.3～0.5寸。可灸	郄穴
神门	HT7	腕掌侧横纹尺侧端，当尺侧腕屈肌腱的桡侧凹陷处	心痛，心悸，怔忡，健忘，失眠，癫狂，痫证，癔病，胸胁痛，掌中热	避开尺动、静脉，直刺0.3～0.5寸。可灸	输穴；原穴
少府	HT8	在手掌面，第四、第五掌骨之间，屈指握拳时当小指尖所指处	心痛，心烦，掌中热，遗尿，小便不利，皮肤瘙痒，手小指拘挛	直刺0.3～0.5寸。可灸	荥穴
少冲	HT9	小指桡侧，指甲角旁0.1寸	癫狂，痫证，中风昏迷，心悸，心痛，胸胁痛，肩背痛，热病	浅刺0.1寸或用三棱针点刺出血。可灸	井穴

续表

手阳明大肠经腧穴
Acupoints on the large intestine meridian of hand—yangming

穴名	国际标准穴名	定　位	主　治	刺灸法	备注
商阳	LI1	食指桡侧，指甲角旁0.1寸	咽喉肿痛，喘咳，肩痛引缺盆，热病，昏厥，手指麻木	浅刺0.1寸或用三棱针点刺出血。可灸	井穴
二间	LI2	微握拳，在第二掌骨关节前缘桡侧，当赤白肉际处	喉痹，目痛，衄衄，齿痛口干，口喝，大便脓血，身热，嗜睡，肩背痛	直刺0.2～0.3寸。可灸	荥穴
三间	LI3	微握拳，在手食指本节（第二掌指关节）后桡侧凹陷处	目痛，齿痛，咽喉肿痛，身热，手背及手指红肿疼痛	直刺0.5～0.8寸。可灸	输穴
合谷	LI4	在手背部，第一、第二掌骨之间，约当第二掌骨桡侧缘之中点处	发热恶寒，咳嗽面肿，瘾疹，疟疾，鼻渊，鼻衄，齿痛，耳聋，痄腮，咽喉肿痛，失音，牙关紧闭，头痛，眩晕，目赤肿痛，胃痛，腹痛，口喝，臂痛，上肢不遂，滞产，经闭，小儿惊风，无汗，多汗	直刺0.5～0.8寸。可灸。孕妇禁针	原穴
阳溪	LI5	在腕背横纹桡侧，手拇指向上翘起时，当拇短伸肌腱与拇长伸肌腱之间的凹陷处	前头痛，目赤肿痛，牙痛，手腕无力	直刺0.5～0.8寸。可灸	经穴
偏历	LI6	屈肘，在前臂背面桡侧，当阳溪穴与曲池穴连线上，腕横纹上3寸	目赤，耳聋，咽喉肿痛，水肿，手背酸痛	直刺或斜刺0.5～0.8寸。可灸	络穴
温溜	LI7	屈肘，在前臂背面桡侧，当阳溪穴与曲池穴连线上，腕横纹上5寸	急性腹痛，肠鸣，肩背酸痛，面瘫，面肿	直刺0.5～1.0寸。可灸	郄穴
下廉	LI8	屈肘，在前臂背面桡侧，当阳溪穴与曲池穴的连线上，肘横纹下4寸	腹胀，腹痛，肘臂痛，头痛，眩晕	直刺0.5～1.0寸。可灸	
上廉	LI9	屈肘，在前臂背面桡侧，当阳溪穴与曲池穴的连线上，肘横纹下3寸	上肢不遂，肩臂酸痛，手臂麻木，腹痛，肠鸣	直刺0.5～1.0寸。可灸	
手三里	LI10	屈肘，在前臂背面桡侧，当阳溪穴与曲池穴的连线上，肘横纹下2寸	腹痛，腹泻，上肢不遂，齿痛	直刺0.8～1.2寸。可灸	
曲池	LI11	屈肘，在肘横纹桡侧凹陷处，约当尺泽穴与肱骨外上髁连线之中点处	热病，咽喉肿痛，齿痛，瘾疹，手臂肿痛，上肢不遂，手肘无力，月经不调，高血压，疮疥，丹毒，腹痛吐泻	直刺1.0～1.5寸。可灸	合穴
肘髎	LI12	在臂外侧，屈肘，曲池穴上方1寸，当肱骨边缘处	肘臂部酸痛、麻木、痉挛	直刺0.5～1.0寸。可灸	
手五里	LI13	在臂外侧，当曲池穴与肩髃穴连线上，曲池穴上3寸处	肘臂挛痛，瘰疬	避开动脉，直刺0.5～1.0寸。可灸	
臂臑	LI14	在臂外侧，当曲池穴与肩髃穴的连线上，曲池穴上7寸，三角肌止点处	目疾，瘰疬，肩臂痛	直刺或向上斜刺0.8～1.5寸。可灸	
肩髃	LI15	肩峰端下缘，三角肌上部中央。上臂外展平举时，肩部出现两个凹陷，当前方的凹陷处	肩臂挛痛不遂，瘾疹，瘰疬	直刺或向下斜刺0.5～0.8寸。可灸	手阳明、阳跷交会穴
巨骨	LI16	位于肩上，当锁骨肩峰端与肩胛冈之间凹陷处	肩背、手臂疼痛，瘰疬，瘿气	直刺0.4～0.6寸，不可深刺，以免刺入胸腔造成气胸。可灸	手阳明、阳跷交会穴
天鼎	LI17	在颈外侧部，胸锁乳突肌后缘，当喉结旁，扶突穴与缺盆穴连线中点处	咽喉肿痛，暴喑，瘿气，瘰疬	直刺0.3～0.5寸。可灸	
扶突	LI18	在颈外侧部，喉结旁，当胸锁乳突肌前、后缘之间	咳嗽，气喘，咽喉肿痛，暴喑，瘿气，瘰疬	直刺0.5～0.8寸。可灸	

续表

穴名	国际标准穴名	定位	主治	刺灸法	备注
口禾髎	LI19	在上唇部，当鼻孔外缘直下，平水沟穴	鼻衄，鼻塞，鼻流清涕，口㖞，口噤不开	斜刺或平刺0.3~1.0寸。可灸	
迎香	LI20	鼻翼外缘中点旁开0.5寸，当鼻唇沟中取穴	鼻塞，鼽衄，口㖞，面痒，胆道蛔虫证	斜刺或平刺0.3~0.5寸。可灸	手、足阳明交会穴

手少阳三焦经腧穴
Acupoints on the triple energizer meridian of hand—shaoyang

穴名	国际标准穴名	定位	主治	刺灸法	备注
关冲	TE1	在手环指末节尺侧，指甲角旁0.1寸	中风昏迷，中暑，心烦，头痛，目赤，耳聋，耳鸣，喉痹，舌强，热病	浅刺0.1寸或用三棱针点刺出血。可灸	井穴
液门	TE2	在手背部，当第四、第五指间，指蹼缘后方赤白肉际处	疟疾，咽喉肿痛，头痛，目赤，耳聋	直刺0.3~0.5寸。可灸	荥穴
中渚	TE3	在手背部，当环指本节（掌指关节）的后方，第四、第五掌骨间凹陷处	头痛，目赤，耳鸣，耳聋，咽喉肿痛，两肩胛之间痛，腿痛，手指不能屈伸	直刺0.3~0.5寸。可灸	输穴
阳池	TE4	在腕背横纹中，当指伸肌腱的尺侧缘凹陷处	消渴，疟疾，腕痛，耳聋，目赤肿痛，咽喉肿痛	直刺0.3~0.5寸。可灸	原穴
外关	TE5	在前臂背侧，当阳池穴与肘尖的连线上，腕背横纹上2寸，桡骨与尺骨之间	热病，头痛，颊痛，耳鸣，耳聋，目赤肿痛，胁痛，肩背痛，肘臂伸不利，手指疼痛，手颤	直刺0.5~1.0寸。可灸	络穴；八脉交会穴，通阳维脉
支沟	TE6	在前臂背侧，当阳池穴与肘尖的连线上，腕背横纹上3寸，桡骨与尺骨之间	耳鸣，耳聋，瘰疬，热病，胁肋痛，便秘，肩背酸痛	直刺0.5~1.0寸。可灸	经穴
会宗	TE7	在前臂背侧，当腕背横纹上3寸，支沟穴尺侧，尺骨的桡侧缘	耳鸣，耳聋，癫痫，上肢痹痛	直刺0.5~1.2寸。可灸	郄穴
三阳络	TE8	在前臂背侧，当腕背横纹上4寸，尺骨与桡骨之间	耳聋，暴喑，齿痛，上肢痹痛	直刺0.8~1.2寸。可灸	
四渎	TE9	在前臂背侧，当阳池穴与肘尖的连线上，肘尖下5寸，尺骨与桡骨之间	偏头痛，耳聋，暴喑，咽喉肿痛，上肢痹痛	直刺0.5~1.2寸。可灸	
天井	TE10	在臂外侧，屈肘时，当肘尖直上1寸凹陷处	偏头痛，耳聋，瘰疬，癫痫，肘臂痛	直刺0.5~1.2寸。可灸	合穴
清冷渊	TE11	在臂外侧，屈肘时，当肘尖直上2寸，即天井穴上1寸	头痛，目痛，上肢痹痛	直刺0.8~1.2寸。可灸	
消泺	TE12	在臂外侧，当清冷渊穴与臑会穴连线的中点处	头痛，项强，齿痛，肩背痛	直刺1.0~1.5寸。可灸	
臑会	TE13	在臂外侧，当肘尖与肩髎穴的连线上，肩髎穴下3寸，三角肌的后下缘	瘿气，瘰疬，上肢痹痛	直刺1.0~1.5寸。可灸	
肩髎	TE14	在肩部，肩髃穴后方，当臂外展时，于肩峰后下方呈现凹陷处	肩臂挛痛不遂	直刺0.5~1.2寸。可灸	
天髎	TE15	在肩胛部，肩井穴与曲垣穴的中间，当肩胛骨上角处	肩臂痛，颈项强直	直刺0.5~0.8寸。可灸	
天牖	TE16	在颈侧部，当乳突的后方直下，平下颌角，胸锁乳突肌的后缘	头痛，项强，目痛，耳聋，瘰疬，面肿	直刺0.5~1.2寸。可灸	
翳风	TE17	耳垂后，当下颌角与乳突之间凹陷处	耳鸣，耳聋，瘰疬，口㖞，口噤，面肿	直刺0.8~1.2寸。可灸	

续表

穴名	国际标准穴名	定　位	主　治	刺灸法	备注
瘈脉	TE18	在头部，耳后乳突中央，当角孙穴至翳风穴之间，沿耳轮连线的中、下1/3的交点处	小儿惊风，头痛，耳鸣，耳聋	平刺0.3～0.5寸。可灸	
颅息	TE19	在头部，当角孙穴与翳风穴之间，沿耳轮连线的上、中1/3的交点处	头痛，耳鸣，耳聋，小儿惊风	平刺0.3～0.5寸。可灸	
角孙	TE20	在头部，当耳尖上的发际处	耳部肿胀，目赤肿痛，项强头痛	平刺0.3～0.5寸。可灸	
耳门	TE21	在面部，当耳屏上切迹前，下颌骨髁状突后缘凹陷处，张口取穴	耳鸣，耳聋，聤耳，齿痛，颈颌痛	直刺0.5～1.2寸。可灸	
耳和髎	TE22	在头侧部，当鬓发后缘，平耳廓根之前方，颞浅动脉的后缘	头痛，耳鸣，牙关紧闭，口㖞	避开动脉，斜刺或平刺0.3～0.5寸。可灸	
丝竹空	TE23	在面部，当眉梢凹陷处	目赤肿痛，眼睑瞤动，头痛，癫狂，痫证	直刺0.5～1.0寸，禁灸	

手太阳小肠经腧穴
Acupoints on the small intestine meridian of hand-taiyang

穴名	国际标准穴名	定　位	主　治	刺灸法	备注
少泽	SI1	在手小指末节尺侧，指甲角旁0.1寸处	发热，中风昏迷，乳汁少，乳痈，咽喉肿痛，目翳，头痛，耳鸣，耳聋	浅刺0.1寸或点刺出血。可灸	井穴
前谷	SI2	在手尺侧，微握拳，当小指本节（第五掌指关节）前的掌指横纹头赤白肉际	手指麻木，发热，头痛，耳鸣，小便短赤，乳少	直刺0.2～0.3寸。可灸	荥穴
后溪	SI3	握拳，当第五掌骨小头后方尺侧，赤白肉际处	头痛，项强，急性腰痛，热病，癫狂，痫证，疟疾，盗汗，耳聋，耳鸣，手指及手臂挛痛	直刺0.5～0.7寸。可灸	输穴；八脉交会穴，通督脉
腕骨	SI4	在手掌尺侧，当第五掌骨基底与钩骨之间的凹陷处，赤白肉际	黄疸，消渴，腰腿痛，指挛腕痛，头项强痛，耳鸣，目翳	直刺0.3～0.5寸。可灸	原穴
阳谷	SI5	在手腕尺侧，当尺骨茎突与三角骨之间的凹陷处	颈项痛，手腕痛，热病，癫狂，痫证	直刺0.3～0.5寸。可灸	经穴
养老	SI6	在前臂背面尺侧，掌心向胸屈腕，当尺骨小头桡侧缘的骨缝中	视物不明，肩、背、肘、臂酸痛，落枕，急性腰痛，项强	直刺0.5～0.8寸。可灸	郄穴
支正	SI7	在前臂背面尺侧，当阳谷穴与小海穴的连线上，腕背横纹上5寸	头痛，目眩，热病，癫狂，项强，肘臂酸痛	直刺0.5～0.8寸。可灸	络穴
小海	SI8	微屈肘，在肘内侧，当尺骨鹰嘴与肱骨内上髁之间凹陷处	上肢痹证，颊肿，癫痫	直刺0.3～0.6寸。可灸	合穴
肩贞	SI9	在肩关节后下方，臂内收时，腋后纹头上1寸（指寸）	肩臂疼痛，手臂麻木，瘰疬，耳鸣	直刺1.0～1.5寸或向前腋缝方向透刺。可灸	
臑俞	SI10	在肩部，当腋后纹头直上，在肩胛冈下缘凹陷中	肩臂疼痛，瘰疬	直刺1.0～1.2寸。可灸	
天宗	SI11	在肩胛部，当冈下窝中央凹陷处，与第四胸椎相平	肩胛疼痛，气喘，乳痛	直刺或斜刺0.5～1.0寸。可灸	
秉风	SI12	在肩胛部，冈上窝中央，天宗穴直上，举臂有凹陷处	肩胛疼痛，上肢酸麻	直刺或斜刺0.5～1.0寸。可灸	
曲垣	SI13	在肩胛部，冈上窝内侧端，当臑俞穴与第二胸椎棘突连线的中点处	肩胛疼痛	直刺或向下方斜刺0.5～0.8寸。可灸	

续表

穴名	国际标准穴名	定　位	主　治	刺灸法	备注
肩外俞	SI14	在背部，当第一胸椎棘突下，旁开3寸	肩背疼痛，颈项强直	斜刺0.5～0.8寸。可灸	
肩中俞	SI15	在背部，当第七颈椎棘突下，旁开2寸	咳嗽，气喘，咯血，肩背疼痛，视物不明	斜刺0.5～0.8寸。可灸	
天窗	SI16	在颈外侧部，胸锁乳突肌的后缘，扶突穴后，与喉结相平	咽喉肿痛，暴喑，颈项强痛，耳鸣，耳聋	直刺或向下斜刺0.5～1.0寸。可灸	
天容	SI17	在颈外侧部，当下颌角的后方，胸锁乳突肌的前缘凹陷中	耳鸣，耳聋，咽喉肿痛，颈项肿痛	直刺0.5～1.0寸，不宜深刺。可灸	
颧髎	SI18	在面部，当目外眦直下，颧骨下缘凹陷处	口㖞，眼睑𥆧动，牙痛，颊肿	直刺0.3～0.5寸或斜刺0.5～1.0寸。禁灸	
听宫	SI19	在面部耳屏前与下颌关节之间，张口取穴	耳鸣、耳聋、聤耳、齿痛	张口直刺0.5～1.0寸。可灸	

足阳明胃经腧穴
Acupoints on the stomach meridian of foot—yangming

穴名	国际标准穴名	定　位	主　治	刺灸法	备注
承泣	ST1	在面部，瞳孔直下，当眼球与眶下缘之间	眼睑𥆧动，夜盲，目赤肿痛，迎风流泪，口㖞，面肌痉挛	嘱患者闭目，医者押手轻轻固定眼球，刺手持针，于眶下缘和眼球之间缓慢直刺0.5～1.0寸，不宜提插、捻转，以防刺破血管引起血肿。禁灸	足阳明、阳跷、任脉交会穴
四白	ST2	在面部，两目正视，瞳孔直下，当眶下孔处取穴	目赤肿痛，目翳，近视，口㖞，眼睑𥆧动，鼻部疾患，三叉神经痛，头痛，眩晕	直刺0.3～0.5寸，或沿皮透刺睛明，或向外上方斜刺0.5寸入眶下孔。可灸	
巨髎	ST3	在面部，瞳孔直下，平鼻翼下缘处，当鼻唇沟外侧	口㖞，面痛，眼睑𥆧动，鼻衄，牙痛，唇颊肿	直刺0.5～0.8寸。可灸	足阳明、阳跷之会
地仓	ST4	在面部，承泣穴直下，口角旁	口㖞，流涎	斜刺或平刺0.5～0.8寸或向迎香、颊车方向平刺1.0～2.0寸。可灸	
大迎	ST5	在下颌角前方，咬肌附着部的前缘，面动脉搏动处	颊肿，牙痛，口㖞，口噤	避开动脉，平刺或斜刺0.3～0.5寸。禁灸	
颊车	ST6	在面颊部，在下颌角前上方约一横指处，上下齿咬紧时，咬肌隆起处	牙痛，面瘫，三叉神经痛，牙关紧闭，疟腮	直刺0.3～0.5寸，也可向地仓方向透刺1.5～2.0寸。可灸	
下关	ST7	在面部耳前方，耳屏前一横指，当颧弓与下颌切迹所形成的凹陷中	牙痛，下颌关节痛，三叉神经痛，耳聋，耳鸣，口㖞	直刺或斜刺0.5～1.0寸。可灸	足阳明、少阳交会穴
头维	ST8	在头侧部，额角发际直上0.5寸，头正中线旁开4.5寸	头痛，眩晕，目痛，迎风流泪，眼睑𥆧动	平刺0.5～0.8寸。可灸	足阳明、少阳、阳维交会穴

续表

穴名	国际标准穴名	定　位	主　治	刺灸法	备注
人迎	ST9	在颈部，喉结旁，当胸锁乳突肌的前缘，颈总动脉搏动处	咽喉肿痛，瘰疬，瘿气，哮喘，咯血，眩晕，中风偏瘫	避开颈总动脉，直刺0.3～0.8寸。慎灸	足阳明、少阳交会穴
水突	ST10	在颈部，胸锁乳突肌的前缘，当人迎穴与气舍穴连线的中点	咽喉肿痛，咳嗽，气喘，瘿瘤，瘰疬	直刺0.3～0.8寸。可灸	
气舍	ST11	在颈部，当锁骨内侧端的上缘，胸锁乳突肌的胸骨头与锁骨头之间	咳嗽，哮喘，呼吸困难，瘿瘤，瘰疬，颈项强痛	直刺0.3～0.5寸。可灸	
缺盆	ST12	在锁骨上窝中央，距前正中线4寸	咳嗽，哮喘，缺盆中痛，咽喉肿痛，瘰疬，颈肿	直刺或斜刺0.3～0.5寸，不可深刺，以防刺伤胸膜引起气胸。可灸	
气户	ST13	在胸部，当锁骨中点下缘，距前正中线4寸	咳喘，呃逆，胸痛胀满	斜刺或平刺0.5～0.8寸。可灸	
库房	ST14	在胸部，当第一肋间隙，距前正中线4寸	咳喘，咯唾脓血，胸胁胀痛	斜刺或平刺0.5～0.8寸。可灸	
屋翳	ST15	在胸部，当第二肋间隙，距前正中线4寸	咳喘，胸胁胀痛，乳痈	斜刺或平刺0.5～0.8寸。可灸	
膺窗	ST16	在胸部，当第三肋间隙，距前正中线4寸	咳喘，胸胁胀痛，乳痈	斜刺或平刺0.5～0.8寸。可灸	
乳中	ST17	在胸部，当第四肋间隙，距前正中线4寸，乳头中央		本穴不针不灸，只作胸腹部腧穴的定位标志	
乳根	ST18	在胸部，乳头直下，乳房根部，第五肋间隙，距前正中线4寸	乳痈，乳汁少，胸痛，咳喘	斜刺或平刺0.5～0.8寸。可灸	
不容	ST19	在上腹部，脐中上6寸，距前正中线2寸	胃痛，呕吐，食欲不振，腹胀	直刺0.5～0.8寸。可灸	
承满	ST20	在上腹部，脐中上5寸，距前正中线2寸	胃痛，呕吐，食欲不振，腹胀	直刺0.5～0.8寸。可灸	
梁门	ST21	在上腹部，脐中上4寸，距前正中线2寸	胃脘痛，呕吐，食欲不振，泄泻	直刺0.5～1.0寸。可灸	
关门	ST22	在上腹部，脐中上3寸，距前正中线2寸	腹胀，腹痛，肠鸣，泄泻，水肿	直刺0.5～1.0寸。可灸	
太乙	ST23	在上腹部，脐中上2寸，距前正中线2寸	癫狂，心烦，吐舌，胃痛	直刺0.8～1.2寸。可灸	
滑肉门	ST24	在上腹部，脐中上1寸，距前正中线2寸	癫狂，呃逆，胃痛，吐舌，舌强	直刺0.8～1.2寸。可灸	
天枢	ST25	在中腹部，脐旁2寸	腹胀，肠鸣，泄泻，痢疾，便秘，月经不调，痛经，水肿，腹痛，癥瘕	直刺1.0～1.5寸。可灸	大肠募穴
外陵	ST26	在下腹部，脐中下1寸，距前正中线2寸	腹痛，疝气，痛经	直刺1.0～1.5寸。可灸	
大巨	ST27	在下腹部，脐中下2寸，距前正中线2寸	小腹胀满，小便不利，疝气，遗精，早泄	直刺1.0～1.5寸。可灸	
水道	ST28	在下腹部，脐中下3寸，距前正中线2寸	小腹胀满，小便不利，痛经，不孕，疝气，便秘	直刺1.0～1.5寸。可灸	
归来	ST29	在下腹部，脐中下4寸，距前正中线2寸	腹痛，疝气，阴挺，月经不调，带下	直刺0.5～1.0寸。可灸	

续表

穴名	国际标准穴名	定　位	主　治	刺灸法	备注
气冲	ST30	在腹股沟稍上方，脐中下5寸，距前正中线2寸	疝气，月经不调，不孕，阳痿，阴肿	直刺0.5～1.0寸，禁灸	
髀关	ST31	在大腿前面，髂前上棘与髌底外侧端的连线上，屈股时，平会阴，当缝匠肌外侧凹陷处	下肢痿痹，中风偏瘫，腰膝冷痛	直刺1.0～2.0寸。可灸	
伏兔	ST32	在大腿前面，髂前上棘与髌底外侧端的连线上，髌底上6寸	下肢不遂，腰膝冷痛，脚气，疝气	直刺1.0～2.0寸。可灸	
阴市	ST33	在大腿前面，髂前上棘与髌底外侧端的连线上，髌底上3寸	腿膝冷痛，屈伸不利，疝气，腹胀，腹痛	直刺1.0～1.5寸。可灸	
梁丘	ST34	屈膝，在大腿前面，髂前上棘与髌底外侧端的连线上，髌骨外上缘上2寸	胃痛，腹痛，下肢不遂，膝关节周围组织疾患	直刺1.0～1.5寸。可灸	郄穴
犊鼻	ST35	屈膝，髌骨下缘，髌韧带外侧缘凹陷处	膝关节周围组织疾患	向内上方斜刺0.7～1.0寸。可灸	
足三里	ST36	在小腿前外侧，犊鼻穴下3寸，胫骨前缘外一横指（中指）处	胃痛，呕吐，腹胀，泄泻，痢疾，便秘，乳痈，下肢痹痛，水肿，脚气，虚劳羸瘦，癫狂，失眠，月经不调	直刺1.0～2.0寸。重灸	合穴
上巨虚	ST37	在小腿前外侧，当犊鼻穴下6寸，距胫骨前缘一横指（中指）	肠痛，腹痛，肠鸣，便秘，泄泻，下肢痿痹，脚气	直刺1.0～1.5寸。可灸	大肠下合穴
条口	ST38	在小腿前外侧，当犊鼻穴下8寸，距胫骨前缘一横指（中指）	肩周冷痛，抬举困难，下肢痿痹，跗肿	直刺1.0～2.0寸，可透承山。可灸	
下巨虚	ST39	在小腿前外侧，当犊鼻穴下9寸，距胫骨前缘一横指（中指）	小腹痛，腰脊痛引睾痛，泄泻，痢疾，乳痈，下肢痿痹	直刺1.0～1.5寸。可灸。	小肠下合穴
丰隆	ST40	在小腿前外侧，外踝高点上8寸，距胫骨前缘两横指（中指）处	痰多，哮喘，咳嗽，头晕目眩，头痛，大便难，癫狂，痫证，下肢痿痹肿痛	直刺1.0～1.5寸。可灸	络穴
解溪	ST41	在足背与小腿交界处的横纹中央凹陷处，当踇长伸肌腱与趾长伸肌腱之间	踝关节疼痛，下肢痿痹，头痛，眩晕，癫狂，腹胀，便秘	直刺0.5～1.0寸。可灸	经穴
冲阳	ST42	在足背最高处，当踇长伸肌腱与趾长伸肌腱之间，足背动脉搏动处	胃痛，腹胀，足背肿痛，面肿牙痛，口㖞	避开动脉，直刺0.2～0.5寸。可灸	原穴
陷谷	ST43	在足背，当第二、第三跖骨结合部前方凹陷处	目赤肿痛，上眼肌无力，睁眼困难，面浮身肿，足背肿痛	直刺或斜刺0.3～0.5寸。可灸	输穴
内庭	ST44	在足背，当第二、第三趾间，趾蹼缘后方赤白肉际处	上牙痛，咽喉肿痛，口㖞，鼻衄，腹胀，便秘，胃痛，足背肿痛	直刺或向上斜刺0.5～1.0寸。可灸	荥穴
历兑	ST45	在足第二趾末节外侧，距趾甲角旁约0.1寸	臆病，牙痛，面瘫，失眠，癫狂，足背肿痛	浅刺0.1寸或用三棱针点刺出血。可灸	井穴

足少阳胆经腧穴
Acupoints on the gallbladder meridian of foot-shaoyang

穴名	国际标准穴名	定　位	主　治	刺灸法	备注
瞳子髎	GB1	在面部，目外眦旁，当眶外侧缘处	头痛，目赤肿痛，迎风流泪，青盲，目翳	直刺或斜刺0.3～0.5寸。禁灸	手太阳、手足少阳经交会穴
听会	GB2	在面部，耳屏间切迹前方，当下颌髁状突的后缘，张口取穴	耳聋，耳鸣，聤耳，面瘫，下颌关节炎	张口，直刺0.5～1.0寸。可灸	

续表

穴名	国际标准穴名	定位	主治	刺灸法	备注
上关	GB3	在耳前，下关穴直下，当颧弓的上缘凹陷处	头痛，耳鸣，耳聋，聤耳，口㖞，面痛，齿痛，惊痫	直刺0.5～0.8寸。可灸	手少阳、足少阳、足阳明经交会穴
颔厌	GB4	在头部鬓发上，当头维穴与曲鬓穴弧形连线的上1/4与下3/4交点处	头痛，眩晕，目外眦痛，齿痛，耳鸣，惊痫	直刺0.5～0.8寸。可灸	手少阳、足少阳、足阳明经交会穴
悬颅	GB5	在头部鬓发上，当头维穴与曲鬓穴弧形连线的中点处	偏头痛，面肿，目外眦痛，齿痛	向后平刺0.5～0.8寸。可灸	
悬厘	GB6	在头部鬓发上，当头维穴与曲鬓穴弧形连线的上3/4与下1/4交点处	偏头痛，面肿，目外眦痛，耳鸣，齿痛	向后平刺0.5～0.8寸。可灸	手少阳、足少阳、足阳明经交会穴
曲鬓	GB7	在头部，当耳前鬓角发际后缘的垂线与耳尖水平线交点处	偏头痛，颔颊肿，牙关紧闭，呕吐，齿痛，目赤肿痛，项强不得顾	向后平刺0.5～0.8寸。可灸	足少阳、足太阳经交会穴
率谷	GB8	头颞部，耳尖直上入发际1.5寸	偏正头痛，眩晕，小儿惊风，耳鸣，耳聋	平刺0.5～0.8寸。可灸	足少阳、足太阳经交会穴
天冲	GB9	在头部，当耳根后缘直上入发际2寸，率谷穴后0.5寸	头痛，齿龈肿痛，癫痫，惊恐，瘿气，耳鸣，耳聋	平刺0.5～1.0寸。可灸	足少阳、足太阳经交会穴
浮白	GB10	在头部，当耳后乳突的后上方，天冲穴与完骨穴的弧形连线的中1/3与上1/3交点处	头痛，颈项强痛，耳鸣，耳聋，齿痛，瘰疬，瘿气	平刺0.5～0.8寸。可灸	足少阳、足太阳经交会穴
头窍阴	GB11	在头部，当耳后乳突的后上方，天冲穴与完骨穴的弧形连线的中1/3与下1/3交点处	头痛，眩晕，颈项强痛，胸胁痛，口苦，耳鸣，耳聋，耳痛	平刺0.5～0.8寸。可灸	足少阳、足太阳经交会穴
完骨	GB12	在头部，当耳后乳突的后下方凹陷处	头痛，颈项强痛，颊肿，喉痹，齿痛，口㖞，癫痫，疟疾	斜刺0.5～0.8寸。可灸	足少阳、足太阳经交会穴
本神	GB13	在头部，当前发际上0.5寸，神庭穴旁开3寸，神庭穴与头维穴连线的内2/3与外1/3交点处	头痛，目眩，癫痫，小儿惊风，颈项强痛，胸胁痛，中风昏迷	平刺0.3～0.5寸。可灸	足少阳、阳维脉交会穴
阳白	GB14	在前额部，瞳孔直上，眉上1寸	前额痛，迎风流泪，眼睑痉挛，眼睑下垂，视物模糊，面瘫	平刺0.3～0.5寸。可灸	足少阳、阳维脉交会穴
头临泣	GB15	在头部，当瞳孔直上入前发际0.5寸，神庭穴与头维穴连线的中点处	头痛，目眩，目赤痛，流泪，目翳，鼻塞，鼻渊，耳聋，小儿惊痫，热病	平刺0.3～0.5寸。可灸	足少阳、太阳与阳维脉交会穴
目窗	GB16	在头部，当前发际上1.5寸，头正中线旁开2.25寸	头痛，目眩，目赤肿痛，青盲，视物模糊，鼻塞，面浮肿，小儿惊痫	平刺0.3～0.5寸。可灸	足少阳、阳维脉交会穴
正营	GB17	在头部，当前发际上2.5寸，头正中线旁开2.25寸	头痛，头晕，目眩，唇吻强急，齿痛	平刺0.3～0.5寸。可灸	足少阳、阳维脉交会穴
承灵	GB18	在头部，当前发际上4寸，头正中线旁开2.25寸	头痛，眩晕，目痛，鼻渊，鼻衄，鼻塞，多涕	平刺0.3～0.5寸。可灸	足少阳、阳维脉交会穴
脑空	GB19	在头部，当枕外隆凸的上缘外侧，头正中线旁开2.25寸，平脑户穴	头痛，颈项强痛，目眩，目赤肿痛，鼻痛，耳聋，癫痫，惊悸，热病	平刺0.3～0.5寸。可灸	足少阳、阳维脉交会穴
风池	GB20	项后，与风府穴相平，当胸锁乳突肌与斜方肌上端之间的凹陷处	头痛，眩晕，颈项强痛，目赤痛，流泪，鼻渊，耳聋，中风，口㖞，咽喉肿痛，疟疾，热病，感冒，瘿气	向下颌角或鼻尖方向斜刺0.5～0.8寸。可灸	足少阳、阳维脉交会穴
肩井	GB21	在肩上，大椎穴与肩峰连线的中点	肩背疼痛，乳痈，难产，乳汁不下，中风，上肢不遂，瘰疬	直刺0.3～0.5寸。可灸。切忌深刺、捣刺，孕妇禁用	手少阳、足少阳、足阳明与阳维脉交会穴

续表

穴名	国际标准穴名	定 位	主 治	刺灸法	备注
渊腋	GB22	在侧胸部，举臂，当腋中线上，腋下3寸，第四肋间隙中	胸满，肋痛，腋下肿，臂痛不举	斜刺或平刺0.5～0.8寸。可灸	
辄筋	GB23	在侧胸部，渊腋穴前1寸，平乳头，第四肋间隙中	胸肋痛，喘息，呕吐，吞酸，腋肿，肩臂痛	斜刺或平刺0.3～0.5寸。可灸	
日月	GB24	在乳头下方，当第七肋间隙取穴，前正中线旁开4寸	腹胀，呕吐，吞酸，呃逆，胁肋疼痛，黄疸	斜刺0.5～0.8寸。可灸	胆募穴；足少阳、足太阴经交会穴
京门	GB25	在侧腰部，章门穴后1.8寸，当十二肋游离端的下方	肠鸣，泄泻，腹胀，腰胁痛，小便不利，水肿	斜刺0.5～0.8寸。可灸	肾募穴
带脉	GB26	在侧腹部，章门穴下1.8寸，当第十一肋游离端下方垂线与脐水平线的交点处	腹痛，经闭，月经不调，带下，疝气，腰胁痛	直刺0.8～1.0寸。可灸	足少阳、带脉交会穴
五枢	GB27	在侧腹部，当髂前上棘的前方，横平脐下3寸处	阴挺，赤白带下，月经不调，疝气，少腹痛，便秘	直刺0.8～1.5寸。可灸	足少阳、带脉交会穴
维道	GB28	在侧腹部，当髂前上棘的前下方，五枢穴前下0.5寸	腰胯痛，少腹痛，阴挺，疝气，带下，月经不调，水肿	向前下方斜刺0.8～1.5寸。可灸	足少阳、带脉交会
居髎	GB29	在髋部，当髂前上棘与股骨大转子最凸点连线的中点处	腰腿痛，瘫痪，足痿，疝气	直刺或斜刺1.5～2寸。可灸	足少阳、阳跷脉交会穴
环跳	GB30	在股外侧部，侧卧屈膝，股骨大转子最凸点与骶管裂孔连线的外1/3与内2/3界处	下肢痿痹瘫，腰痛	直刺2.0～3.0寸。可灸	足少阳、太阳经交会穴
风市	GB31	大腿外侧中线上，腘横纹上7寸，直立垂手中指尖下	下肢痿痹瘫，风疹，周身瘙痒，脚气	直刺1.0～2.0寸。可灸	
中渎	GB32	在大腿外侧，当风市穴下2寸或腘横纹上5寸，股外肌与股二头肌之间	下肢痿痹瘫，麻木	直刺1.0～1.5寸。可灸	
膝阳关	GB33	在膝外侧，当股骨外上髁上方的凹陷处	膝膑肿痛，腘筋痉挛，小腿麻木	直刺0.8～1.0寸	
阳陵泉	GB34	在小腿外侧，当腓骨小头前下方凹陷处	胁痛，口苦，呕吐，黄疸，下肢痿痹，脚气，小儿惊风，肩痛	直刺1.0～2.0寸。可灸	合穴；八会穴，筋会
阳交	GB35	在小腿外侧，当外踝尖上7寸，腓骨后缘	胸胁胀满、疼痛，面肿，惊狂，癫疾，下肢痿痹	直刺1.0～1.5寸。可灸	阳维脉郄穴
外丘	GB36	在小腿外侧，当外踝尖上7寸，腓骨前缘，平阳交穴	颈项强痛，胸胁痛，疯犬伤毒不出，下肢痿痹，癫狂	直刺1.0～1.5寸。可灸	郄穴
光明	GB37	在小腿外侧，当外踝尖上5寸，腓骨前缘	目痛，夜盲，乳胀痛，膝痛，下肢痿痹，颊肿	直刺1.0～1.5寸。可灸	络穴
阳辅	GB38	在小腿外侧，当外踝尖上4寸，腓骨前缘稍前方	偏头痛，目外眦痛，缺盆中痛，腋下痛，瘰疬，胸、胁、下肢外侧痛，疟疾，半身不遂	直刺0.8～1.2寸。可灸	经穴
悬钟	GB39	在小腿外侧，外踝中点上3寸，腓骨前缘	颈项强痛，胸胁痛，偏头痛，落枕，咽喉肿痛，痔疾，便秘，下肢痿痹瘫	直刺0.5～1.0寸。可灸	八会穴，髓会
丘墟	GB40	在足外踝的前下方，当趾长伸肌腱的外侧凹陷处	颈项痛，腋下肿，胸胁痛，下肢痿痹，外踝肿痛，疟疾，疝气，目赤肿痛，目翳，中风偏瘫	直刺0.5～1.0寸。可灸	原穴
足临泣	GB41	在足背外侧，当足第四趾本节（第四跖趾关节）的后方，小趾伸肌腱的外侧凹陷处	头痛，目外眦痛，目眩，乳痛，瘰疬，胁肋痛，疟疾，中风偏瘫，足跗肿痛	直刺0.5～0.8寸。可灸	输穴；八脉交会穴，通带脉
地五会	GB42	在足背外侧，当足第四趾本节（第四跖趾关节）的后方，第四、第五跖骨之间，小趾伸肌腱的内侧缘	头痛，目赤痛，耳鸣，耳聋，胸满，胁痛，腋肿，乳痛，跗肿	直刺0.5～0.8寸。可灸	

续表

穴名	国际标准穴名	定 位	主 治	刺灸法	备注
侠溪	GB43	在足背外侧，当第四、第五趾间，趾蹼缘后方赤白肉际处	头痛，眩晕，惊悸，耳鸣，耳聋，目外眦赤痛，颊肿，胸胁痛，膝股痛，足跗肿痛，疟疾	直刺0.3～0.5寸。可灸	荥穴
足窍阴	GB44	足第四趾本节外侧，距指甲角0.1寸处	偏头痛，耳聋，耳鸣，心烦，热病，月经不调	浅刺0.1寸或点刺出血。可灸	井穴

足太阳膀胱经腧穴
Acupoints on the bladder meridian of foot-taiyang

穴名	国际标准穴名	定 位	主 治	刺灸法	备注
睛明	BL1	在面部，目内眦上方0.1寸处	目赤肿痛，迎风流泪，夜盲，色盲，视神经萎缩	嘱患者闭目，医者押手轻轻固定眼球，刺手持针沿眼眶边缘和眼球之间缓慢直刺0.5～1.0寸，不宜提插、捻转，出针时按压穴位，以免出血。禁灸	手少阳、足太阳、足阳明、阴跷、阳跷交会穴
攒竹	BL2	在面部，眉头凹陷中，眶上切迹处	头痛，眉棱骨痛，目视不明，目赤肿痛，眼睑瞤动，眼睑下垂，迎风流泪，面瘫，面痛，腰痛	平刺0.5～0.8寸。可灸	
眉冲	BL3	在头部，当攒竹穴直上入发际0.5寸，神庭穴与曲差穴连线之间	头痛，眩晕，鼻塞，癫痫	平刺0.5～0.8寸。可灸	
曲差	BL4	在头部，当前发际正中直上0.5寸，旁开1.5寸，即神庭穴与头维穴连线的内1/3与中1/3交点	头痛，鼻塞，衄，目视不明	平刺0.5～0.8寸。可灸	
五处	BL5	在头部，当前发际正中直上1寸，旁开1.5寸	头痛，目眩，癫痫	平刺0.5～0.8寸。可灸	
承光	BL6	在头部，当前发际正中直上2.5寸，旁开1.5寸	头痛，目眩，鼻塞，热病，癫痫	平刺0.3～0.5寸。可灸	
通天	BL7	在头部，当前发际正中直上4寸，旁开1.5寸	头痛，眩晕，鼻塞，鼻衄，鼻渊	平刺0.3～0.5寸。可灸	
络却	BL8	在头部，当前发际正中直上5.5寸，旁开1.5寸	头痛，眩晕，鼻塞，鼻衄，鼻渊	平刺0.3～0.5寸。可灸	
玉枕	BL9	在后头部，当后发际正中直上2.5寸，旁开1.3寸，平枕外隆凸上缘的凹陷处	头项痛，目痛，鼻塞	平刺0.3～0.5寸。可灸	
天柱	BL10	在项部大筋（斜方肌）外缘之后发际凹陷中，约当后发际正中旁开1.3寸	头痛，项强，鼻塞，癫狂，痫证，肩背痛，热病	直刺或斜刺0.5～0.8寸，不可向内上方深刺，以免伤及延髓。可灸	
大杼	BL11	在肩部，当第一胸椎棘突下，督脉旁开1.5寸	咳嗽，发热，鼻塞，头痛，喉痹，肩胛痛，颈项强直	斜刺0.5～0.8寸。可灸	八会穴，骨会；手太阳、足太阳经交会穴
风门	BL12	在肩部，当第二胸椎棘突下，旁开1.5寸	伤风，咳嗽，发热，头痛，项背部疼痛	斜刺0.5～0.8寸。可灸	足太阳、督脉交会穴
肺俞	BL13	在背部，当第三胸椎棘突下，旁开1.5寸	咳嗽，气喘，胸满，吐血，喉痹，骨蒸潮热，腰脊痛，瘾疹	斜刺0.5～0.8寸，不宜深刺，以免伤及内脏。可灸	背俞穴

续表

穴名	国际标准穴名	定 位	主 治	刺灸法	备注
厥阴俞	BL14	在背部，当第四胸椎棘突下，旁开1.5寸	心痛，心悸，咳嗽，胸闷，呕吐	斜刺0.5～0.8寸。可灸	背俞穴
心俞	BL15	在背部，当第五胸椎棘突下，旁开1.5寸	心痛，心悸，失眠，健忘，癫痫，胸闷，气短，咳嗽，吐血，梦遗，盗汗	斜刺0.5～0.8寸。可灸	背俞穴
督俞	BL16	在背部，当第六胸椎棘突下，旁开1.5寸	心痛，胸闷，腹痛，气喘	斜刺0.5～0.8寸。可灸	
膈俞	BL17	在背部，当第七胸椎棘突下，旁开1.5寸	胃脘痛，呕吐，呃逆，饮食不下，便血，咳嗽，气喘，吐血，潮热，盗汗，瘾疹	斜刺0.5寸～0.8寸。可灸	八会穴，血会
肝俞	BL18	在背部，当第九胸椎棘突下旁开1.5寸	胸胁胀痛，目疾，夜盲，眩晕，癫狂，痫证，脊背痛	斜刺0.5～0.8寸。可灸	背俞穴
胆俞	BL19	在背部，当第十胸椎棘突下，旁开1.5寸	黄疸，口苦，呕吐，食不化，肋痛，肺痨，潮热	斜刺0.5～0.8寸。可灸	背俞穴
脾俞	BL20	在背部，当第十一胸椎棘突下，旁开1.5寸	腹胀，呕吐，水肿，便血，腹泻，痢疾，贫血，月经不调，黄疸，背痛	斜刺0.5～0.8寸。可灸	背俞穴
胃俞	BL21	在背部，当第十二胸椎棘突下，旁开1.5寸	胃寒，呕吐清水，完谷不化，不思饮食，虚劳，胸胁痛，水肿	斜刺0.5～1.0寸，可灸	背俞穴
三焦俞	BL22	在腰部，当第一腰椎棘突下，旁开1.5寸	腹胀，肠鸣，呕吐，黄疸，小便不利，水肿，痢疾	斜刺0.5～1.0寸。可灸	背俞穴
肾俞	BL23	在腰部，当第二腰椎棘突下，旁开1.5寸	腰痛，遗尿，遗精，阳痿，月经不调，白带多而稀薄，水肿，耳鸣，耳聋，目昏，气喘	直刺0.5～1.0寸。可灸	背俞穴
气海俞	BL24	在腰部，当第三腰椎棘突下，旁开1.5寸	肠鸣，腹胀，痔疾，痛经，腰痛	直刺0.5～1.0寸。可灸	
大肠俞	BL25	在腰部，当第四腰椎棘突下，旁开1.5寸	腹胀，泄泻，便秘，腰痛，痢疾，痔疾	直刺0.8～1.2寸。可灸	背俞穴
关元俞	BL26	在腰部，当第五腰椎棘突下，旁开1.5寸	腹胀，泄泻，小便频数或不利，遗尿，腰痛	直刺0.8～1.2寸。可灸	
小肠俞	BL27	在骶部，当骶正中嵴旁1.5寸，平第一骶后孔	遗精，遗尿，尿血，白带，小腹胀痛，泄泻，痢疾，疝气，腰腿痛	直刺或斜刺0.8～1.2寸。可灸	背俞穴
膀胱俞	BL28	在骶部，当骶正中嵴旁1.5寸，平第二骶后孔	小便不利，遗尿，泄泻，便秘，腰脊强痛	直刺0.8～1.2寸。可灸	背俞穴
中膂俞	BL29	在骶部，当骶正中嵴旁1.5寸，平第三骶后孔	泄泻，疝气，腰脊强痛	直刺1.0～1.5寸。可灸	
白环俞	BL30	在骶部，当骶正中嵴旁1.5寸，平第四骶后孔	遗尿，疝气，遗精，月经不调，白带，腰部疼痛	直刺1.0～1.5寸。可灸	
上髎	BL31	在骶部，当髂后上棘与后正中线之间，适对第一骶后孔处	大小便不利，月经不调，带下，阴挺，遗精，阳痿，腰痛	直刺1.0～1.5寸。可灸	
次髎	BL32	在骶部，当髂后上棘内下方，适对第二骶后孔处	疝气，月经不调，痛经，带下，小便不利，遗精，腰痛，下肢痿痹	直刺1.0～1.5寸。可灸	
中髎	BL33	在骶部，当次髎穴下内方，适对第三骶后孔处	便秘，泄泻，小便不利，月经不调，带下，腰痛	直刺1.0～1.5寸。可灸	
下髎	BL34	在骶部，当中髎穴下内方，适对第四骶后孔处	腹痛，便秘，小便不利，带下，腰痛	直刺1.0～1.5寸。可灸	
会阳	BL35	在骶部，尾骨端旁开0.5寸	泄泻，便血，痔疾，阳痿，带下	直刺1.0～1.5寸。可灸	
承扶	BL36	在大腿后面，臀下横纹的中点	腰骶臀股部疼痛，痔疾	直刺1.0～2.0寸。可灸	

续表

穴名	国际标准穴名	定 位	主 治	刺灸法	备注
殷门	BL37	在大腿后面，当承扶穴与委中穴的连线上，承扶下6寸	腰痛，下肢痿痹	直刺 1.0～2.0寸。可灸	
浮郄	BL38	在腘横纹外侧端，当委阳穴上1寸，股二头肌腱的内侧	便秘，股腘部疼痛，麻木	直刺 1.0～1.5寸。可灸	
委阳	BL39	在腘横纹外侧端，当股二头肌腱的内侧	腹满，便秘，小便不利，腰脊强痛，腿足挛痛	直刺 0.5～1.0寸。可灸	三焦下合穴
委中	BL40	当腘窝横纹中央，于股二头肌腱与半腱肌腱的中间，俯卧屈膝取穴	腰痛，髋关节屈伸不利，下肢痿痹瘫，腹痛，腹泻，疟疾，遗尿，小便难，自汗，盗汗，丹毒，疔疮，中风昏迷，中暑	直刺0.5～1.0寸或三棱针点刺出血。可灸	合穴，膀胱下合穴
附分	BL41	在背部，当第二胸椎棘突下，旁开3寸	颈项强痛，肩背拘痛，肘臂麻木	斜刺0.5～0.8寸。可灸	手、足太阳经交会穴
魄户	BL42	在背部，当第三胸椎棘突下，旁开3寸	咳嗽，气喘，肺痨，项强，肩背痛	斜刺0.5～0.8寸。可灸	
膏肓	BL43	在背部，当第四胸椎棘突下，旁开3寸	咳嗽，气喘，吐血，盗汗，肺痨，健忘，遗精，完谷不化	斜刺0.5～0.8寸。可灸	
神堂	BL44	在背部，当第五胸椎棘突下，旁开3寸	咳嗽，气喘，胸闷，心痛，心悸，脊背强痛	斜刺0.5～0.8寸。可灸	
譩譆	BL45	在背部，当第六胸椎棘突下，旁开3寸	咳嗽，气喘，疟疾，热病，肩背痛	斜刺0.5～0.8寸。可灸	
膈关	BL46	在背部，当第七胸椎棘突下，旁开3寸	胸闷，嗳气，呕吐，食不下，脊背强痛	斜刺0.5～0.8寸。可灸	
魂门	BL47	在背部，当第九胸椎棘突下，旁开3寸	胸胁痛，呕吐，黄疸，泄泻，背痛	斜刺0.5～0.8寸。可灸	
阳纲	BL48	在背部，当第十胸椎棘突下，旁开3寸	肠鸣，腹痛，泄泻，黄疸，消渴	斜刺0.5～0.8寸。可灸	
意舍	BL49	在背部，当第十一胸椎棘突下，旁开3寸	腹胀，肠鸣，呕吐，泄泻	斜刺0.5～0.8寸。可灸	
胃仓	BL50	在背部，当第十二胸椎棘突下，旁开3寸	胃脘痛，腹胀，小儿食积，水肿，背脊痛	斜刺0.5～0.8寸。可灸	
肓门	BL51	在腰部，当第一腰椎棘突下，旁开3寸	腹痛，便秘，痞块，乳疾	斜刺0.5～0.8寸。可灸	
志室	BL52	在腰部，当第二腰椎棘突下，旁开3寸	遗精，阳痿，小便不利，水肿，腰脊强痛	斜刺0.5～0.8寸。可灸	
胞肓	BL53	在臀部，平第二骶后孔，骶正中嵴旁开3寸	肠鸣，腹胀，便秘，癃闭，腰脊强痛	直刺0.8～1.2寸。可灸	
秩边	BL54	在臀部，平第四骶后孔，骶正中嵴旁开3寸	小便不利，便秘，痔疾，腰骶痛，下肢痿痹	直刺1.5～2.5寸。可灸	
合阳	BL55	在小腿后面，当委中穴与承山穴的连线上，委中穴下2寸	腰脊强痛，下肢痿痹，疝气，崩漏	直刺1.0～2.0寸。可灸	
承筋	BL56	在小腿后面，当委中穴与承山穴的连线上，腓肠肌肌腹中央，委中穴下5寸	痔疾，腰腿疼痛	直刺1.0～1.5寸。可灸	
承山	BL57	在小腿后面正中，委中穴与昆仑穴之间，当伸直小腿或足跟上提时腓肠肌肌腹下出现尖角凹陷处	痔疾，脚气，便秘，腰腿疼痛	直刺1.0～2.0寸。可灸	
飞扬	BL58	在小腿后面，外踝后，昆仑穴直上7寸，承山穴外下方1寸处	头痛，目眩，鼻塞，鼻衄，腰腿疼痛，痔疾	直刺1.0～1.5寸。可灸	络穴

续表

穴名	国际标准穴名	定位	主治	刺灸法	备注
跗阳	BL59	在小腿后面，外踝后，昆仑穴直上3寸	头痛，头重，腰骶痛，下肢痿痹，外踝肿痛	直刺0.8～1.2寸。可灸	阳跷郄穴
昆仑	BL60	在足部外踝后方，当外踝尖与跟腱之间的凹陷处	头痛，项强，目眩，癫痫，难产，腰骶疼痛，脚跟肿痛	直刺0.5～0.8寸。可灸	经穴
仆参	BL61	在足外侧部，外踝后下方，昆仑穴直下，跟骨外侧，赤白肉际处	下肢痿痹，足跟痛，癫痫	直刺0.3～0.5寸。可灸	
申脉	BL62	在足外侧部，当外踝直下方凹陷处	头痛，眩晕，癫狂，痫证，失眠，眼睑下垂，目赤肿痛，腰腿酸痛	直刺0.3～0.5寸。可灸	八脉交会穴，通阳跷脉
金门	BL63	在足外侧部，当外踝前缘直下，骰骨下缘处	头痛，癫痫，小儿惊风，腰痛，下肢痿痹，外踝痛	直刺0.3～0.5寸。可灸	郄穴
京骨	BL64	在足外侧部，第五跖骨粗隆下方，赤白肉际处	头痛，项强，目翳，癫痫，腰腿疼痛	直刺0.3～0.5寸。可灸	原穴
束骨	BL65	在足外侧部，足小趾本节（第五跖趾关节）的后方，赤白肉际处	头痛，项强，目眩，癫狂，腰腿疼痛	直刺0.3～0.5寸。可灸	输穴
足通谷	BL66	在足外侧部，足小趾本节（第五跖趾关节）的前方，赤白肉际处	头痛，项强，目眩，鼻衄，癫狂	直刺0.2～0.3寸。可灸	荥穴
至阴	BL67	在足小趾末节外侧，趾甲角旁约0.1寸	头痛，目痛，鼻塞，鼻衄，胎位不正，难产，胞衣不下	浅刺0.1寸或点刺出血。胎位不正用灸法	井穴

足太阴脾经腧穴
Acupoints on the spleen meridian of foot—taiyin

穴名	国际标准穴名	定位	主治	刺灸法	备注
隐白	SP1	足大趾末节内侧，趾甲角旁约0.1寸	腹胀，便血，尿血，月经过多，崩漏，癫狂，多梦，惊风	直刺0.1寸或点刺出血。可灸	井穴
大都	SP2	在足内侧缘，当足大趾本节（第一跖趾关节）前下方赤白肉际凹陷处	腹胀，胃痛，呕吐，泄泻，便秘，热病无汗	直刺0.3～0.5寸。可灸	荥穴
太白	SP3	在足内侧缘，当足大趾本节（第一跖趾关节）后下方赤白肉际凹陷处	胃痛，腹胀，肠鸣，泄泻，便秘，痔疾，脚气	直刺0.5～0.8寸。可灸	输穴；原穴
公孙	SP4	在足内侧缘，第一跖骨底的前下方	胃痛，呕吐，肠鸣，腹胀，泄泻，腹痛，痢疾	直刺0.5～0.8寸。可灸	络穴；八脉交会穴，通冲脉
商丘	SP5	内踝前下方凹陷中。当舟骨结节与内踝尖连线的中点处	肠鸣，腹胀，便秘，泄泻，黄疸，倦怠嗜卧，舌根强痛，足踝疼痛	直刺0.3～0.5寸。可灸	经穴
三阴交	SP6	在小腿内侧部，内踝高点上3寸，胫骨内侧面后缘	肠鸣，腹胀，大便溏泻，完谷不化，月经不调，带下，阴挺，不孕，滞产，遗精，阳痿，遗尿，疝气，失眠，健忘，下肢痿痹，脚气	直刺1.0～1.5寸。可灸	足少阴、少阴、厥阴经交会穴
漏谷	SP7	在小腿内侧部，当内踝尖与阴陵泉穴的连线上，内踝尖上6寸，胫骨内侧缘后方	腹胀，肠鸣，小便不利，遗精，下肢痿痹	直刺1.0～1.5寸。可灸	
地机	SP8	在小腿内侧部，当内踝尖与阴陵泉穴的连线上，阴陵泉穴下3寸	腹胀，食欲不振，泄泻，痢疾，月经不调，小便不利，水肿	直刺1.0～1.5寸。可灸	郄穴
阴陵泉	SP9	在小腿内侧，胫骨内侧髁下缘凹陷处	腹胀，泄泻，水肿，小便不利或失禁，遗精，黄疸，膝痛	直刺1.0～2.0寸。可灸	合穴
血海	SP10	屈膝，在大腿内侧，髌骨内上缘上2寸，当股四头肌内侧头隆起处	月经不调，崩漏，痛经，经闭，瘾疹，湿疹，丹毒，股内侧痛	直刺1.0～1.5寸。可灸	

续表

穴名	国际标准穴名	定位	主治	刺灸法	备注
箕门	SP11	在大腿内侧，当血海穴与冲门穴连线上，血海穴上6寸	小便不利，遗尿，腹股沟肿痛	避开动脉，直刺0.5～1.0寸。可灸	
冲门	SP12	在腹股沟外侧，距耻骨联合上缘中点3.5寸，当髂外动脉搏动处的外侧	腹痛，疝气，崩漏，带下	避开动脉，直刺0.5～1.0寸。可灸	足太阴、厥阴经交会穴
府舍	SP13	在下腹部，当脐中下4寸，冲门穴上方0.7寸，距前正中线4寸	腹痛，疝气，腹中积聚	直刺1.0～1.5寸。可灸	足太阴、厥阴、阴维脉交会穴
腹结	SP14	在下腹部，当大横穴下1.3寸，距前正中线4寸	腹痛，泄泻，便秘，疝气	直刺1.0～1.5寸。可灸	
大横	SP15	在中腹部，当脐中旁开4寸	泄泻，便秘，腹痛，痢疾	直刺1.0～1.5寸。可灸	足太阴、阴维脉交会穴
腹哀	SP16	在上腹部，当脐中上3寸，距前正中线4寸	消化不良，腹痛，便秘，痢疾	直刺1.0～1.5寸。可灸	足太阴、阴维脉交会穴
食窦	SP17	在胸外侧部，当第五肋间隙，距前正中线6寸	胸胁胀痛，噫气，翻胃，腹胀，水肿	斜刺或向外平刺0.5～0.8寸。深部为肺脏，不可深刺。可灸	
天溪	SP18	在胸外侧部，当第四肋间隙，距前正中线6寸	胸胁疼痛，咳嗽，乳痛，乳汁少	斜刺或向外平刺0.5～0.8寸。深部为肺脏，不可深刺。可灸	
胸乡	SP19	在胸外侧部，当第三肋间隙，距前正中线6寸	胸胁胀痛	斜刺或向外平刺0.5～0.8寸。深部为肺脏，不可深刺。可灸	
周荣	SP20	在胸外侧部，当第二肋间隙，距前正中线6寸	咳嗽，气逆，胸胁胀满，不思饮食	斜刺或向外平刺0.5～0.8寸。深部为肺脏，不可深刺。可灸	
大包	SP21	在侧胸部，腋中线上，当第六肋间隙处	气喘，胸胁痛，全身疼痛，四肢无力	斜刺或向外平刺0.5～0.8寸。深部为肺脏，不可深刺。可灸	脾之大络

足厥阴肝经腧穴
Acupoints on the liver meridian of foot—jueyin

穴名	国际标准穴名	定位	主治	刺灸法	备注
大敦	LR1	足大趾末节外侧，距趾甲角0.1寸	疝气，遗尿，癃闭，崩漏，阴挺，经闭，癫痫，阴肿	浅刺0.1～0.2寸或点刺出血。可灸	井穴
行间	LR2	在足背侧，第一、第二趾间缝纹端	头痛，目眩，目赤肿痛，青盲，胁肋痛，口㖞，中风，癫痫，月经不调，疝气，小儿惊风，下肢痿痹	直刺0.5～0.8寸。可灸	荥穴
太冲	LR3	在足背侧，第一、第二趾骨结合部前方凹陷中	头痛，眩晕，胁痛，郁闷，急躁易怒，呃逆，月经不调，疝气，惊痫，遗尿，小便不通，失眠，口㖞，青盲，耳聋，耳鸣	直刺0.5～1.0寸。可灸	输穴；原穴

续表

穴名	国际标准穴名	定位	主治	刺灸法	备注
中封	LR4	在足背侧，当足内踝前，商丘穴与解溪穴连线之间，胫骨前肌腱的内侧凹陷处	疝气，阴茎痛，遗精，小便不利，黄疸，胸腹胀满，腰痛，足冷，内踝肿痛	直刺0.5~0.8寸。可灸	经穴
蠡沟	LR5	在小腿内侧，当足内踝尖上5寸，胫骨内侧面的中央	月经不调，赤白带下，阴挺，阴痒，疝气，小便不利，睾丸肿痛，小腹痛，腰背拘急不可俯仰，胫部酸痛	平刺0.5~0.8寸。可灸	络穴
中都	LR6	在小腿内侧，当足内踝尖上7寸，胫骨内侧面的中央	胁痛，腹胀，泄泻，疝气，小腹痛，崩漏，恶露不尽，下肢痿痹	平刺0.5~0.8寸。可灸	郄穴
膝关	LR7	在小腿内侧，当胫骨内上髁的后下方，阴陵泉穴后1寸，腓肠肌内侧头的上部	膝髌肿痛，下肢痿痹	直刺1.0~1.5寸。可灸	
曲泉	LR8	屈膝，在膝内侧，当膝关节内侧端，股骨内侧髁的后缘，半腱肌、半膜肌止端的前缘凹陷处	月经不调，痛经，白带，阴挺，阴痒，产后腹痛，遗精，阳痿，疝气，小便不利，头痛，目眩，癫狂，膝髌肿痛，下肢痿痹	直刺0.8~1.0寸。可灸	合穴
阴包	LR9	在大腿内侧，当股骨内上髁上4寸，股内肌与缝匠肌之间	月经不调，遗尿，小便不利，腰骶痛引小腹痛	直刺1.0~2.0寸。可灸	
足五里	LR10	在大腿内侧，当气冲穴直下3寸，大腿根部，耻骨结节的下方，长收肌的外缘	少腹胀痛，小便不通，阴挺，睾丸肿痛，嗜卧，四肢倦怠	直刺1.0~1.5寸。可灸	
阴廉	LR11	在大腿内侧，当气冲穴直下2寸，大腿根部，耻骨结节的下方，长收肌的外缘	月经不调，赤白带下，少腹胀痛，股内侧痛，下肢挛痛	直刺1.0~2.0寸。可灸	
急脉	LR12	在耻骨结节的外侧，当气冲穴外下方腹股沟股动脉搏动处，前正中线旁开2.5寸	疝气，阴挺，阴茎痛，少腹痛，股内侧痛	直刺0.8~1.0寸。可灸	
章门	LR13	在侧腹部，当第十一肋游离端的下方	腹痛，腹胀，肠鸣，泄泻，呕吐，神疲肢倦，胸胁痛，黄疸，痞块，小儿疳积，腰脊痛	斜刺0.5~0.8寸。可灸	八会穴，脏会；脾募穴；足厥阴、足少阳经交会穴
期门	LR14	在胸部，乳头直下，当第六肋间隙，前正中线旁开4寸	胸闷，肋痛，呃逆，胃痛，乳痈	斜刺0.5~0.8寸。可灸	肝募穴；足厥阴、太阳与阴维脉交会穴

足少阴肾经腧穴
Acupoints on the kidney meridian of foot-shaoyin

穴名	国际标准穴名	定位	主治	刺灸法	备注
涌泉	KI1	在足底（去趾），当第二、第三趾间至足跟连线的前1/3与后2/3的交点处	顶心头痛，眩晕，昏厥，癫狂，小儿惊风，失眠，便秘，小便不利，咽喉肿痛，舌干，失音，足心热	直刺0.5~1.0寸。可灸	井穴
然谷	KI2	在足内侧缘，当足舟骨粗隆前下缘凹陷中，赤白肉际	阴痒，阴挺，月经不调，遗精，消渴，泄泻，咯血，气喘，咽喉肿痛，足跗肿痛，小儿脐风，口噤	直刺0.8~1.2寸。可灸	荥穴
太溪	KI3	在足内侧，内踝后方，当内踝尖与跟腱连线中点处	月经不调，遗精，阳痿，小便频数，消渴，泄泻，腰痛，头痛，目眩，耳聋，耳鸣，咽喉肿痛，齿痛，失眠，咳喘，咯血	直刺0.5~1.0寸。可灸	输穴，原穴
大钟	KI4	在足内侧，内踝后下方，当太溪穴下0.5寸稍后，跟腱内缘	癃闭，遗尿，便秘，痴呆，腰脊强痛，足跟痛，咯血，气喘	直刺0.3~0.5寸。可灸	络穴

续表

穴名	国际标准穴名	定　位	主　治	刺灸法	备注
水泉	KI5	在足内侧，内踝后下方，当太溪穴直下1寸，跟骨结节的内侧凹陷处	月经不调，痛经，阴挺，小便不利	直刺0.3～0.5寸。可灸	郄穴
照海	KI6	在足内侧，内踝下缘凹陷中	月经不调，带下，阴挺，小便频数，癃闭，便秘，咽喉干痛，癫痫，失眠，目赤肿痛	直刺0.3～0.5寸。可灸	八脉交会穴，通阴跷脉
复溜	KI7	在小腿内侧，当太溪穴上2寸，跟腱的前方	水肿，泄泻，肠鸣，热病汗不出，盗汗，下肢痿痹	直刺0.5～1.0寸。可灸	经穴
交信	KI8	在小腿内侧，当太溪穴直上2寸，复溜穴前0.5寸，胫骨内侧缘的后方	月经不调，崩漏，阴挺，泄泻，大便难，疝气，阴痒	直刺0.5～1.0寸。可灸	阴跷郄穴
筑宾	KI9	在小腿内侧，当太溪穴与阴谷穴的连线上，太溪穴上5寸，腓肠肌肌腹的内下方	癫狂，痫证，呕吐，疝痛，小儿脐疝，小腿内侧痛	直刺1.0～1.5寸。可灸	阴维郄穴
阴谷	KI10	在腘窝内侧，屈膝时，当半腱肌肌腱与半膜肌肌腱之间	阳痿，疝痛，月经不调，崩漏，小便难，阴中痛，癫狂，膝股内侧痛	直刺1.0～1.5寸。可灸	合穴
横骨	KI11	在下腹部，当脐中下5寸，耻骨联合上缘，前正中线旁开0.5寸	少腹胀痛，小便不利，遗尿，遗精，阳痿，疝气	直刺1.0～1.5寸。可灸	足少阴、冲脉交会穴
大赫	KI12	在下腹部，当脐中下4寸，前正中线旁开0.5寸	遗精，阳痿，阴挺，带下	直刺0.5～1.0寸。可灸	足少阴、冲脉交会穴
气穴	KI13	在下腹部，当脐中下3寸，前正中线旁开0.5寸	月经不调，带下，小便不通，泄泻，痢疾，腰脊痛，阳痿	直刺1.0～1.5寸。可灸	足少阴、冲脉交会穴
四满	KI14	在下腹部，当脐中下2寸，前正中线旁开0.5寸	月经不调，崩漏，带下，不孕，产后恶露不尽，小腹痛，遗精，遗尿，疝气，便秘，水肿	直刺1.0～1.5寸。可灸	足少阴、冲脉交会穴
中注	KI15	在下腹部，当脐中下1寸，前正中线旁开0.5寸	月经不调，腰腹疼痛，大便燥结，泄泻，痢疾	直刺1.0～1.5寸。可灸	足少阴、冲脉交会穴
肓俞	KI16	在中腹部，当脐中旁开0.5寸	腹痛绕脐，呕吐，腹胀，痢疾，泄泻，便秘，疝气，月经不调，腰脊痛	直刺1.0～1.5寸。可灸	足少阴、冲脉交会穴
商曲	KI17	在上腹部，当脐中上2寸，前正中线旁开0.5寸	腹痛，泄泻，便秘，腹中积聚	直刺1.0～1.5寸。可灸	足少阴、冲脉交会穴
石关	KI18	在上腹部，当脐中上3寸，前正中线旁开0.5寸	呕吐，腹痛，便秘，产后腹痛，妇人不孕	直刺1.0～1.5寸。可灸	足少阴、冲脉交会穴
阴都	KI19	在上腹部，当脐中上4寸，前正中线旁开0.5寸	腹胀，肠鸣，腹痛，便秘，妇人不孕，胸胁满，疟疾	直刺0.5～0.8寸。可灸	足少阴、冲脉交会穴
腹通谷	KI20	在上腹部，当脐中上5寸，前正中线旁开0.5寸	腹痛，腹胀，呕吐，心痛，心悸，胸痛	直刺0.5～1.0寸。可灸	足少阴、冲脉交会穴
幽门	KI21	在上腹部，当脐中上6寸，前正中线旁开0.5寸	腹痛，呕吐，泄泻，痢疾	直刺0.5～0.8寸，不可深刺，以免伤及内脏。可灸	足少阴、冲脉交会穴
步廊	KI22	在胸部，当第五肋间隙，前正中线旁开2寸	胸痛，咳嗽，气喘，呕吐，乳痈	斜刺或平刺0.5～0.8寸，不可深刺，以免伤及内脏。可灸	
神封	KI23	在胸部，当第四肋间隙，前正中线旁开2寸	咳嗽，气喘，胸胁胀满，呕吐，乳痈	斜刺或平刺0.5～0.8寸，不可深刺，以免伤及内脏。可灸	
灵墟	KI24	在胸部，当第三肋间隙，前正中线旁开2寸	咳嗽，气喘，痰多，胸胁胀痛，呕吐，乳痈	斜刺或平刺0.5～0.8寸。可灸	

穴名	国际标准穴名	定位	主治	刺灸法	备注
神藏	KI25	在胸部,当第二肋间隙,前正中线旁开2寸	咳嗽,气喘,胸痛,烦闷,呕吐	斜刺或平刺0.5~0.8寸。可灸	
彧中	KI26	在胸部,当第一肋间隙,前正中线旁开2寸	咳嗽,气喘,痰壅,胸胁胀满	斜刺或平刺0.5~0.8寸。可灸	
俞府	KI27	在胸部,当锁骨下缘,前正中线旁开2寸	咳嗽,气喘,胸痛,呕吐	斜刺或平刺0.5~0.8寸。可灸	

督脉腧穴
Acupoints on the governor vessel

穴名	国际标准穴名	定位	主治	刺灸法	备注
长强	GV1	在尾骨端下,当尾骨端与肛门连线的中点处	痔疾,脱肛,便秘,腰脊痛,癫狂,痫证	紧靠尾骨前面斜刺0.8~1.0寸,不可刺穿直肠,以防感染。可灸	络穴;督脉、足少阳、足少阴经交会穴
腰俞	GV2	在骶部,当后正中线上,适对骶管裂孔	腰脊强痛,腹泻,便秘,痔疾,脱肛,便血,癫痫,淋浊,月经不调,下肢痿痹	向上斜刺0.5~0.8寸。可灸	
腰阳关	GV3	在腰部,当后正中线上,第四腰椎棘突下凹陷处	腰骶疼痛,下肢痿痹,月经不调,赤白带下,遗精,阳痿,便血	直刺0.5~0.8寸。可灸	
命门	GV4	在腰部,当后正中线上,第二腰椎棘突下凹陷处	阳痿,遗精,带下,月经不调,遗尿,泄泻,腰脊强痛	直刺0.5~1.0寸。可灸	
悬枢	GV5	在腰部,当后正中线上,第一腰椎棘突下凹陷处	腰脊强痛,腹胀,腹痛,完谷不化,泄泻,痢疾	直刺0.5~1.0寸。可灸	
脊中	GV6	在背部,当后正中线上,第十一胸椎棘突下凹陷处	腰脊强痛,黄疸,腹泻,痢疾,小儿疳积,痔疾,脱肛,便血,癫痫	直刺0.5~1.0寸。可灸	
中枢	GV7	在背部,当后正中线上,第十胸椎棘突下凹陷处	黄疸,呕吐,腹满,胃痛,食欲不振,腰背痛	直刺0.5~1.0寸。可灸	
筋缩	GV8	在背部,当后正中线上,第九胸椎棘突下凹陷处	癫狂,惊痫,抽搐,脊强,背痛,胃痛,黄疸,四肢不收	斜刺0.5~1.0寸。可灸	
至阳	GV9	在背部,当后正中线上,第七胸椎棘突下,约与肩胛下角相平	咳嗽,气喘,身热,胸背痛,黄疸,胃痛	向上斜刺0.5~1.0寸。可灸	
灵台	GV10	在背部,当后正中线上,第六胸椎棘突下凹陷处	咳嗽,气喘,项强,脊痛,身热,疔疮	斜刺0.5~1.0寸。可灸	
神道	GV11	在背部,当后正中线上,第五胸椎棘突下凹陷处	心痛,惊悸,怔忡,失眠,健忘,中风不语,癫痫,腰脊强,肩背痛,咳嗽,气喘	斜刺0.5~1.0寸。可灸	
身柱	GV12	在背部,当后正中线上,第三胸椎棘突下凹陷处	身热头痛,咳嗽,气喘,惊厥,癫狂,痫证,腰脊强痛	斜刺0.5~1.0寸。可灸	
陶道	GV13	在背部,当后正中线上,第一胸椎棘突下凹陷处	头痛项强,恶寒发热,咳嗽,气喘,骨蒸潮热,胸痛,脊背酸痛,疟疾,癫狂,角弓反张	斜刺0.5~1.0寸。可灸	督脉、足太阳经交会穴
大椎	GV14	在后正中线上,俯伏或正坐低头,在第七颈椎棘突下凹陷处	热病,疟疾,骨蒸潮热,中暑,咳喘,项强,肩背痛,腰脊强,角弓反张,小儿惊风,癫狂,痫证,风疹等	斜刺0.5~1.0寸。可灸	督脉、手、足三阳经交会穴
哑门	GV15	在项部,当后发际正中直上0.5寸,第一颈椎下	舌缓不语,音哑,头重,头痛,颈项强急,癫狂,痫证,癔病,衄血,呕吐	伏案正坐位,使头微前倾,项肌放松,向下颌方向缓慢刺入0.5~1.0寸。禁灸	督脉、阳维脉交会穴

续表

穴名	国际标准穴名	定 位	主 治	刺灸法	备注
风府	GV16	在项部，当后发际正中直上1寸，枕外隆突直下，两侧斜方肌之间的凹陷处	癫狂，痫证，癔病，中风不语，悲恐惊悸，半身不遂，眩晕，颈项强痛，咽喉肿痛，目痛，鼻衄	直刺或向下斜刺0.5～1.0寸。禁灸	督脉、阳维脉交会穴
脑户	GV17	在头部，当后发际正中直上2.5寸，风府穴上1.5寸，枕外隆突的上缘凹陷处	头重，头痛，面赤，目黄，眩晕，面痛、音哑，项强，癫狂，痫证，瘿瘤	平刺0.5～0.8寸。可灸	督脉、足太阳经交会穴
强间	GV18	在头部，当后发际正中直上4寸（脑户穴上1.5寸）	头痛，目眩，颈项强痛，癫狂，痫证，烦心，失眠	平刺0.5～0.8寸。可灸	
后顶	GV19	在头部，当后发际正中直上5.5寸（脑户穴上3寸）	头痛，眩晕，项强，癫狂，痫证，烦心，失眠	平刺0.5～0.8寸。可灸	
百会	GV20	在头部，当后发际正中直上7寸，两耳尖连线的中点处	头痛，眩晕，惊悸，健忘，中风失语，癫狂，痫证，癔病，耳鸣，鼻塞，脱肛，痔疾，阴挺，泄泻	平刺0.5～0.8寸。可灸	督脉、足太阳经交会穴
前顶	GV21	在头部，当前发际正中直上3.5寸	癫痫，头晕，目眩，头顶痛，鼻渊，目赤肿痛，小儿惊风	平刺0.3～0.5寸。可灸	
囟会	GV22	在头部，当前发际正中直上2寸	头痛，目眩，面赤肿痛，鼻渊，鼻衄，鼻痔，鼻痛，癫痫，嗜睡，小儿惊风	平刺0.3～0.5寸小儿禁刺。禁灸	
上星	GV23	在头部，当前发际正中直上1寸	头痛，眩晕，目赤肿痛，迎风流泪，面赤肿，鼻渊，鼻衄，鼻塞，鼻痛，癫狂，痫证，小儿惊风，疟疾，热病	平刺0.5～0.8寸。禁灸	
神庭	GV24	在头部，当前发际正中直上0.5寸	头痛，眩晕，目赤肿痛，流泪，目翳，鼻渊，鼻衄，癫狂，痫证，角弓反张	平刺0.3～0.5寸。可灸	督脉、足太阳、足阳明经交会穴
素髎	GV25	在面部，当鼻尖的正中央	鼻塞，鼻衄，鼻流清涕，鼻渊，酒糟鼻，惊厥，昏迷，新生儿窒息	向上斜刺0.3～0.5寸或点刺出血。禁灸	
水沟	GV26	在面部，当人中沟的上1/3与中1/3的交界处	昏迷，晕厥，暑病，癫狂，痫证，惊风，鼻塞，鼻衄，风水面肿，齿痛，牙关紧闭，黄疸，消渴，霍乱，温疫，脊膂强痛，挫闪腰疼	向上斜刺0.3～0.5寸或用指甲按掐，一般不灸	督脉、手、足阳明经交会穴
兑端	GV27	在面部，当上唇的尖端，人中沟下端的皮肤与唇的移行部	昏迷，晕厥，癫狂，癔病，消渴，口疮臭秽，齿痛，口噤，鼻塞	斜刺0.2～0.3寸。禁灸	
龈交	GV28	在上唇内，唇系带与上齿龈的相接处	齿龈肿痛，口臭，齿衄，鼻渊，面赤颊肿，癫狂，项强	向上斜刺0.2～0.3寸。禁灸	

任脉腧穴
Acupoints on the conception vessel

穴名	国际标准穴名	定 位	主 治	刺灸法	备注
会阴	CV1	在会阴部，男性当阴囊根部与肛门连线的中点。女性当大阴唇后联合与肛门连线的中点	小便不利，遗尿，遗精，阳痿，月经不调，阴痛，阴痒，痔疾，脱肛	直刺0.5～1.0寸。可灸，孕妇慎用	任脉、督脉、冲脉交会穴
曲骨	CV2	在前正中线上，当耻骨联合上缘中点处	小便不利，遗尿，遗精，阳痿，阴囊湿疹，月经不调，带下	直刺0.5～1.0寸。可灸。本穴深部为膀胱，故应在排尿后进行针刺。孕妇慎用	任脉、足厥阴经交会穴

续表

穴名	国际标准穴名	定 位	主 治	刺灸法	备注
中极	CV3	在下腹部，当脐下4寸，前正中线上	癃闭，遗尿，小便不利，疝气，遗精，阳痿，月经不调，带下，痛经，崩漏，阴挺	直刺1.0～1.5寸。可灸。本穴深部为膀胱，故应在排尿后进行针刺。孕妇慎用	膀胱募穴；任脉、足三阴经交会穴
关元	CV4	在下腹部，当脐中下3寸，前正中线上	遗尿，小便频数，尿闭，泄泻，腹痛，遗精，阳痿，疝气，月经不调，带下，不孕，虚劳羸瘦，中风脱证，眩晕	直刺1.0～1.5寸。可灸。本穴深部为膀胱，故应在排尿后进行针刺。孕妇慎用	小肠募穴；任脉、足三阴经交会穴
石门	CV5	在下腹部，当脐中下2寸，前正中线上	小便不利，遗精，阳痿，带下，崩漏，产后恶露不尽，疝气，腹痛，腹胀，水肿，泄泻	直刺1.0～2.0寸。可灸。孕妇慎用	三焦募穴
气海	CV6	在下腹部，当脐中下3寸，前正中线上，仰卧取穴	腹痛，水肿鼓胀，水谷不化，大便不通，泻痢不禁，遗尿，阳痿，遗精，闭经，痛经，崩漏，带下，阴挺，疝气，中风脱证，虚劳羸瘦	直刺1.0～2.0寸。可灸。孕妇慎用	
阴交	CV7	在下腹部，前正中线上，当脐中下1寸	腹痛，水肿，泄泻，月经不调，带下，疝气	直刺1.0～2.0寸。可灸	任脉、冲脉交会穴
神阙	CV8	脐窝正中	腹痛，泄泻，脱肛，水肿，虚脱	禁止针刺，宜灸	
水分	CV9	在上腹部，前正中线上，当脐中上1寸	腹痛，肠鸣，水肿，小便不利，反胃呕吐	直刺1.0～2.0寸。可灸	
下脘	CV10	在上腹部，前正中线上，当脐中上2寸	腹痛，腹胀，呕吐，呃逆，食谷不化，肠鸣，泄泻，虚肿	直刺1.0～2.0寸。可灸	任脉、足太阴经交会穴
建里	CV11	在上腹部，前正中线上，当脐中上3寸	胃痛，腹胀，肠鸣，呕吐，不嗜食，水肿	直刺1.0～1.5寸。可灸	
中脘	CV12	在上腹部，前正中线上，当脐中上4寸	胃脘痛，腹胀，呕吐，呃逆，吞酸，纳呆，食不化，疳积，黄疸，肠鸣，泄痢，便秘，便血，哮喘，失眠，心悸，癫痫	直刺1.0～1.5寸。可灸	胃募穴；八会穴，腑会；任脉、手太阳、小肠、足阳明经交会穴
上脘	CV13	在上腹部，前正中线上，当脐中上5寸	胃痛，呕吐，腹胀，吞酸，食谷不化，吐血，黄疸，癫痫	直刺0.8～1.0寸。可灸	任脉、手太阳、足阳明经交会穴
巨阙	CV14	在上腹部，前正中线上，当脐中上6寸	胸痛，心悸，胃痛，呕吐，吞酸，癫狂，痫证	直刺0.3～0.6寸。可灸	心募穴
鸠尾	CV15	在上腹部，前正中线上，剑突下凹陷处	胸闷，心悸，心痛，噎嗝，呕吐，腹胀，癫狂，痫证	直刺0.3～0.6寸。可灸	络穴
中庭	CV16	在胸部，当前正中线上，平第五肋间隙，即胸剑结合部	胸腹胀满，噎嗝，呕吐，心痛，梅核气，小儿吐乳	平刺0.3～0.5寸。可灸	
膻中	CV17	在胸部，当前正中线上，平第四肋间隙，两乳头连线的中点	咳嗽，气喘，胸痛，心悸，乳少，乳痛，呕吐，噎嗝	平刺0.3～0.5寸。可灸	心包募穴；八会穴，气会
玉堂	CV18	在胸部，当前正中线上，平第三肋间隙	胸痛，胸闷，咳嗽，气喘，呕吐	平刺0.3～0.5寸。可灸	
紫宫	CV19	在胸部，当前正中线上，平第二肋间隙	咳嗽，气喘，胸闷，胸痛，喉痹，吐血，呕吐，饮食不下	平刺0.3～0.5寸。可灸	
华盖	CV20	在胸部，当前正中线上，平第一肋间隙	咳嗽，气喘，胸痛，胁肋痛，喉痹，咽肿	平刺0.3～0.5寸。可灸	

续表

穴名	国际标准穴名	定位	主治	刺灸法	备注
璇玑	CV21	在胸部，当前正中线上，胸骨上窝中央下1寸	咳嗽，气喘，胸满痛，喉痹，咽肿，胃中积滞	平刺0.3～0.5寸。可灸	
天突	CV22	在颈部，当前正中线上，胸骨上窝正中，仰靠坐位取穴	咳嗽，气喘，胸痛，咽喉肿痛，暴喑，瘿气，梅核气，噎嗝	先直刺0.2寸，当针尖超过胸骨柄内缘后，即向下沿胸骨柄后缘、气管前缘缓慢向下刺入0.5～1.0寸。可灸	任脉、阴维脉交会穴
廉泉	CV23	在颈部，当前正中线上，喉结上方，舌骨上缘凹陷处，仰靠坐位取穴	舌下肿痛，舌根急缩，舌纵涎出，舌强，中风失语，舌干口燥，口舌生疮，暴喑，喉痹，聋哑，咳嗽，哮喘，消渴，吞咽困难	向舌根方向斜刺0.5～0.8寸。可灸	任脉、阴维脉交会穴
承浆	CV24	在面部，当颏唇沟的正中凹陷处	口喎，唇紧，齿龈肿痛，流涎，暴喑，口舌生疮，面痛，消渴，癫痫	直刺0.5～0.8寸。可灸	任脉、足阳明经交会穴

常用经外奇穴
Commonly-used extraordinary acupoints

穴名	国际标准穴名	定位	主治	刺灸法	备注
四神聪	EX-HN1	正坐位，在头顶部，距百会穴前后左右各1寸，共4个穴位	头痛，眩晕，失眠，健忘，癫痫	平刺0.5～0.8寸	
当阳	EX-HN2	正坐位，在头前部，当瞳孔直上，前发际上1寸	偏正头痛，眩晕，目赤肿痛	平刺0.5～0.8寸	
印堂	EX-HN3	在额部，两眉头之中间	头痛，眩晕，失眠，小儿惊风，鼻塞，鼻渊，鼻衄，目痛	平刺0.5～1.0寸或点刺出血	
鱼腰	EX-HN4	正坐或仰卧位，在额部，两目正视，瞳孔直上，眉毛中点处	目赤肿痛，目翳，眼睑瞤动，眉棱骨痛	向内或向外侧平刺0.4～0.6寸	
太阳	EX-HN5	正坐或侧伏坐位，在颞部，当眉梢与目外眦之间，向后约一横指凹陷处	头痛，目疾，齿痛，面痛	直刺或斜刺0.3～0.5寸或用三棱针点刺出血	
耳尖	EX-HN6	正坐或侧伏坐位，在耳廓的上方，当折耳向前、耳廓上方的尖端处	目赤肿痛，目翳，麦粒肿，咽喉肿痛	直刺0.1～0.2寸或用三棱针点刺出血	
球后	EX-HN7	仰靠坐位，眼眶下缘外1/4与内3/4交界处	一切目疾	头后仰，左手食指将眼球推向内侧，沿眶下缘缓刺0.5～1.0寸，不宜提插、捻转，出针时按压局部以防出血	注意掌握针刺的角度和深度
上迎香	EX-HN8	仰靠坐位，在面部，当鼻翼软骨与鼻甲的交界处，近鼻唇沟的上端处	鼻塞，鼻渊，目赤肿痛，迎风流泪，头痛	向内上方斜刺0.5寸	刺入后不宜捻转，可轻度提插
内迎香	EX-HN9	仰靠坐位，在鼻孔内，当鼻翼软骨与鼻甲交界的黏膜处	一切鼻疾，目赤肿痛	用三棱针点刺出血。有出血倾向者禁用	
聚泉	EX-HN10	正坐位，张口伸舌，在口腔内，当舌背正中缝的中点处	舌强，舌缓，食不知味，消渴，气喘	直刺0.1～0.2寸或用三棱针点刺出血	
海泉	EX-HN11	正坐张口，舌卷向后方。在口腔内，当舌下系带中点处	舌体肿胀，舌缓不收，消渴	用圆利针或细三棱针点刺出血	

续表

穴名	国际标准穴名	定　位	主　治	刺灸法	备注
金津	EX-HN12	正坐张口，舌卷向后方，在舌面下，当舌系带两旁之静脉上取穴，左侧为金津穴，右侧为玉液穴	舌肿，舌强，口疮，呕吐，饮水呛	点刺出血	
玉液	EX-HN13	正坐位，在项部，乳突下缘，翳风后1寸处	一切目疾，耳鸣，失眠，头痛	直刺0.5~1.0寸	
翳明					
颈百劳	EX-HN14	正坐位或俯伏坐位，在颈部，大椎穴直上2寸，后正中线旁开1寸	颈项强直疼痛，咳嗽，气喘，骨蒸潮热，盗汗	直刺0.6~1.0寸	
子宫	EX-CA1	仰卧位，在下腹部，当脐中下4寸，中极穴旁开3寸	子宫脱垂，不孕，月经不调，痛经，崩漏	直刺0.8~1.2寸。可灸	
定喘	EX-B1	俯伏或卧位，在背部，大椎穴旁开0.5寸	咳嗽，喘息，落枕，肩背痛，上肢疼痛不举	直刺或偏向内侧刺0.5~1.0寸	
夹脊	EX-B2	俯伏或伏卧位，在背腰部，从第一胸椎到第五腰椎棘突下两侧，后正中线各旁开0.5寸，左右各17个穴位	胸1~胸5夹脊：心肺、胸部及上肢疾病 胸6~胸12夹脊：胃肠、脾、肝、胆疾病 腰1~腰5夹脊：下肢疼痛，腰、骶、小腹部疾病	颈椎、胸椎部向内斜刺0.5~1.0寸。腰椎部向内斜刺1.0~1.5寸	治疗时，每次选1~2个穴。严格掌握进针的角度和深度，防止损伤内脏或引起气胸
胃脘下俞	EX-B3	在背部，第八胸椎棘突下，旁开1.5寸	胃痛，胸胁痛，消渴，胰腺炎	向内斜刺0.3~0.5寸	
痞根	EX-B4	在腰部，第一腰椎棘突下，旁开3.5寸	腰痛，痞块，癥瘕	直刺0.5~1.0寸	
下极俞	EX-B5	在腰部，当后正中线上，第三腰椎棘突下	腰痛，小便不利，遗尿	直刺0.5~1.0寸	
腰眼	EX-B6	在腰部，当第四腰椎棘突下，旁开约3.5寸凹陷处	腰痛，小便不利，遗尿，月经不调，带下	直刺0.5~1.0寸	
十七椎	EX-B7	在腰部，当后正中线上，第五腰椎棘突下	腰骶痛，尿频，遗尿，月经不调，崩漏	直刺0.5~1.0寸	
腰奇	EX-B8	在骶部，当尾骨端直上2寸，骶角之间凹陷处	便秘，癫痫，头痛，失眠	向上平刺1~1.5寸	
肘尖	EX-UE1	正坐屈肘约90°，在肘后部，当尺骨鹰嘴的尖端	痈疽，疔疮，瘰疬	灸	
二白	EX-UE2	在前臂掌侧，腕横纹上4寸，桡侧腕屈肌腱的两侧，一侧两个穴位	痔疮，脱肛，前臂痛，胸胁痛	直刺0.5~0.8寸	
中泉	EX-UE3	在腕背横纹中，当指总伸肌腱桡侧的凹陷处	胸胁处胀满，咳嗽，气喘，心痛，胃脘部疼痛，掌中热	直刺0.3~0.5寸	
中魁	EX-UE4	握拳，掌心向下，在中指背侧近侧指间关节的中点处	牙痛，鼻衄，噎膈，呕吐	灸	
大骨空	EX-UE5	握拳，掌心向下，在拇指背侧指间关节的中点处	目痛，目翳，吐泻，衄血	灸	
小骨空	EX-UE6	握拳，掌心向下，在小指背侧近端指间关节的中点处	目翳，目赤肿痛，咽喉肿痛	灸	
腰痛点	EX-UE7	在手背侧，当第二、第三掌骨及第四、第五掌骨间，当腕横纹与掌指关节中点处，一侧两个穴位，左右共4个穴位	急性腰扭伤	直刺0.3~0.5寸	

续表

穴名	国际标准穴名	定 位	主 治	刺灸法	备注
外劳宫	EX-UE8	在手背侧，当第二、第三掌骨间，掌指关节后0.5寸	落枕，手指麻木，手指屈伸不利	直刺0.5~0.8寸	
八邪	EX-UE9	在手背侧，第一至第五指间，指蹼缘后方赤白肉际处，左右共8个穴位	指关节疾患，手背肿麻，蛇咬伤	向上斜刺0.6~1.0寸	
四缝	EX-UE10	第二至第五指掌面，第一、第二指关节中点，一侧4个穴位	小儿消化不良，营养不良，百日咳	浅刺0.1~0.2寸，从针刺处挤出少许黄白色透明液体或出血	
十宣	EX-UE11	十指尖端，距指甲游离缘0.1寸。左右共10个穴位	昏迷、发热、癫痫、中暑，咽喉肿痛	毫针浅刺0.1寸或用三棱针点刺出血	
髋骨	EX-LE1	在大腿前面下部，梁丘穴两旁各1.5寸，一侧两个穴位，左右共4个穴位	鹤膝风，下肢痿痹	直刺0.5~1.0寸	
鹤顶	EX-LE2	屈膝，在膝上部，髌底中点上方凹陷处	鹤膝风，膝关节酸痛，下肢无力	直刺0.5~0.8寸	
百虫窝	EX-LE3	在大腿内侧，髌底内侧上3寸，即血海穴上1寸	皮肤瘙痒，风疹，湿疹，疮疡，蛔虫病	直刺0.5~1.0寸	
内膝眼	EX-LE4	屈膝，在髌韧带内侧凹陷处	膝肿痛	从前内向后外与额状面呈45°斜刺0.5~1.0寸	
外膝眼	EX-LE5	屈膝，在髌韧带外侧凹陷处	膝肿痛，脚气	向膝外侧斜刺0.5~1.0寸	
胆囊	EX-LE6	在小腿外侧上部，腓骨小头前下方凹陷处（阳陵泉穴）直下1~2寸压痛点	急慢性胆囊炎，胆结石，胆道蛔虫证	直刺1.0~1.5寸	
阑尾	EX-LE7	在小腿前侧上部，足三里穴直下1~2寸压痛点	急慢性阑尾炎，消化不良	直刺1.0~1.5寸	
内踝尖	EX-LE8	在足内侧面，内踝的凸起处	乳蛾，齿痛，小儿不语，霍乱转筋	禁刺。可灸	
外踝尖	EX-LE9	在足外侧面，外踝的凸起处	十趾拘急，脚外廉转筋，脚气，齿痛，重舌	禁刺。可灸	
八风	EX-LE10	在足背侧，第一至第五趾间，趾蹼缘后方赤白肉际处，一侧4个穴位，左右共8个穴位	头痛，足背肿麻，蛇咬伤	向上斜刺0.5~1.0寸或用三棱针点刺出血	
独阴	EX-LE11	在足第二趾的跖侧远侧趾间关节的中点	胸胁痛，心痛，呕吐，胞衣不下，月经不调，疝气	直刺0.1~0.2寸。孕妇禁用	
气端	EX-LE12	在足十趾尖端，距趾甲游离缘0.1寸，左右共10个穴位	足趾麻木，足背红肿疼痛，卒中	直刺0.1~0.2寸	

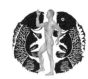

参考文献

[1] 森秀太郎. 解剖经穴图[M]. 李再发，校订. 台北：益群书店股份有限公司，2003.

[2] 沈雪勇. 经络腧穴学[M]. 北京：中国中医药出版社，2003.

[3] 严振国.（英汉对照）全身经穴应用解剖图谱[M]. 上海：上海中医药大学出版社，2003.

[4] 龙致贤. 汉英中医药学辞典[M]. 北京：中医古籍出版社，1994.

[5] 杨甲三. 高等医药院校试用教材：腧穴学[M]. 上海：上海科学技术出版社，1984.